DES

HABITUDES SECRETES

CHEZ

LES FEMMES.

IMPRIMERIE DE POUSSIN,
Rue de la Tabletterie, n. 9.

DES
HABITUDES SECRÈTES

OU DES MALADIES

PRODUITES PAR L'ONANISME

CHEZ

Les Femmes.

PAR M. LE DOCTEUR ROZIER.

TROISIÈME ÉDITION
CORRIGÉE.

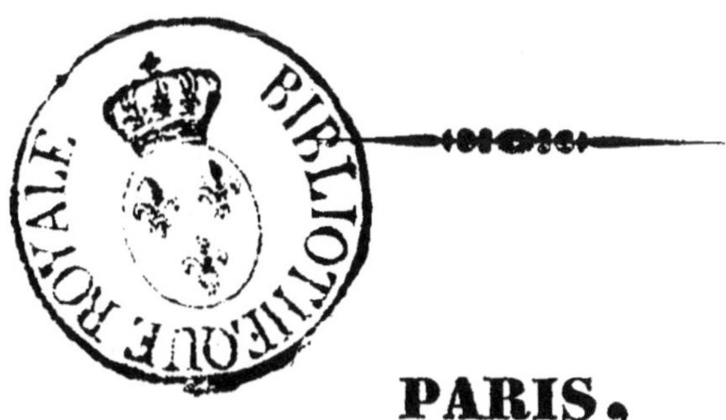

PARIS,

AUDIN, LIBRAIRE, QUAI DES AUGUSTINS, N° 25.

1830.

DES

HABITUDES SECRETES

CHEZ

LES FEMMES.

LETTRE PREMIÈRE.

Introduction, premiers Avertissemens.

JEUNE malade, si la satisfaction la plus pure et la plus digne de l'homme, celle que procure la bienfaisance, accompagne l'exercice de la médecine, qu'il s'y mêle quelquefois de douleurs ! qu'il en coûte quelquefois au cœur du médecin de dire ce qu'il pense ! Combien difficile et délicate est quelquefois la noble tâche qu'il s'est imposée !

Telle est celle que je me suis prescrite aujourd'hui envers vous.

Je me propose d'appeler la vertu et les mœurs au secours de la santé, la raison au secours de la raison elle-même, sans l'affliger ; en un mot,

1

je veux avertir et non point offenser la pudeur.

Je vais vous parler comme je parlerais à ma propre fille que je respecterais infiniment, mais à ma fille qui serait coupable sans le savoir.

Vous jouissiez des trésors de la santé.... De toutes parts se manifestent chez vous des symptômes de maladies.

Votre teint pouvait le disputer en douceur et en fraîcheur à celles des roses...Il pâlit, il s'efface.

La vivacité et la gaîté vous étaient ordinaires... Vous n'êtes plus que faible, languissante, et rien en vous ne justifie un tel changement.

Il est une erreur, beaucoup l'appellent un crime, mais ce mot ne fut pas créé pour vous : il est une erreur qui, secrètement conseillée par les sens, désapprouvée par la chasteté, séduit l'esprit, trouble la raison, et arrache les personnes ainsi égarées, souvent sans qu'elles le soupçonnent, à l'innocence et à la vertu.

Dangereuse, terrible erreur! et peut-être.... quelques signes semblent l'annoncer, peut-être elle est la vôtre....

Votre ingénuité seule peut en être accusée ; cependant faut-il, parce que votre esprit n'a aucune part à une faute, vous y abandonner, vous exposer à en devenir la triste victime ? Non, la société y perdrait trop ; elle y perdrait l'exemple que vous devez lui donner de toutes les vertus.

Un jour déjà je m'efforçai de vous avertir avec

toute la délicatesse et la prudence que l'on apporterait à toucher une fleur que le moindre souffle pourrait flétrir ; encore ornée de toute la pureté native de l'esprit de l'enfance, n'en possédant que la grâce et la naïveté, vous n'avez pu me comprendre, et sans doute aussi vous n'avez pu suivre mes avis. Cependant vous dépérissez, vos parens s'affligent : veuillez lire ces lettres.

La santé et la beauté ne sont pas les seuls biens qu'elles ont pour but de vous conserver. L'erreur dans laquelle peut-être vous tombez, corrompt toutes espèces de bonnes mœurs et de bons sentimens ; elle anéantit les dons les plus heureux de l'intelligence ; elle ôte l'estime de soi-même, et détruit jusqu'aux dernières espérances de bonheur.

Voilà bien des motifs de penser que vous daignerez m'accorder l'attention que je vous demande. Je la réclame donc pour les lettres qui vont suivre celle-ci, et dans vos seuls intérêts.

LETTRE II.

Altérations, maladies générales produites par l'habitude secrète ; observations des médecins anciens et modernes. — Le spectre ambulant de Huffland.

JEUNE malade, je vais vous faire connaître dans cette lettre quelques-unes des altérations que la santé éprouve de l'erreur qui peut-être vous a séduite. La description sans doute en est effrayante, mais l'espérance peut encore obtenir une place dans l'un des coins de ce tableau ; elle ne doit pas en être entièrement bannie ; elle n'est pas tout-à-fait perdue, si l'on n'a pas renoncé pour toujours à la vertu.

Les personnes livrées à l'égarement de la solitude, ou à des habitudes pernicieuses secrètes, (expressions sous lesquelles je désignerai quelquefois la faiblesse dont j'entreprends de vous exposer ici les cruels effets) présentent plus ou moins promptement les symptômes de la consomption dorsale ; elles n'ont point dès l'abord de fièvre ; cependant, quoiqu'elles conservent de l'appétit, leur corps maigrit et se consume ;

il leur semble que des fourmis leur descendent
de la tête le long de l'épine. La marche, de simples promenades même, surtout dans des routes
difficiles, les essoufflent, les affaiblissent, leur
occasionnent des sueurs, des pesanteurs de tête
et des bruits d'oreilles; il survient des maladies
du cerveau et des nerfs, de la stupidité et de
l'imbécillité. L'estomac se dérange, les personnes
deviennent pâles, engourdies, paresseuses. Celles
qui sont jeunes prennent l'air et les infirmités de
la vieillesse, leurs yeux se cavent; leur corps se
courbe, leurs jambes ne peuvent plus les porter;
elles ont un dégoût général; elles sont inhabiles
à tout; plusieurs tombent dans la paralysie.

Les tristes sensations qu'elles recherchent ainsi
nuisent surtout excessivement aux personnes
faibles, sont cause qu'elles supportent beaucoup
plus difficilement les maladies qu'elles ne le
feraient si elles ne vivaient sous une telle influence. Leur poitrine en particulier s'en affecte
considérablement. Les personnes même les plus
robustes en sont bientôt également affaiblies,
et tantôt une fièvre lente, tantôt une fièvre aiguë
termine les jours des unes et des autres.

Telles sont quelques-unes des altérations de
la santé causées par l'imprudence solitaire, qui
ont le plus attiré l'attention de quelques-uns des
médecins les plus recommandables de l'anti-

quité, tels qu'Hipocrate, Celse, Arétée, Ætius et Galien.

Beaucoup d'autres médecins, qui ont également joui de la plus grande célébrité, mais qui ont vécu dans des temps plus rapprochés de nous, confirment les observations des premiers, et paraissent avoir reconnu à cette imprudence le pouvoir d'engendrer quelques maladies de plus encore que ne l'avaient remarqué les anciens, ou qu'ils ne l'ont du moins constaté par leurs écrits.

Selon Sanctorius, cet égarement produit des chaleurs du foie et des reins, dispose à la pierre, diminue la chaleur naturelle, et entraîne la perte, ou tout au moins l'affaiblissement de la vue.

D'après Lommius, on en voit résulter des apoplexies, des léthargies, des épilepsies, des assoupissemens, des tremblemens, des spasmes, et toutes les espèces de gouttes les plus dangereuses.

Selon Hoffmann, la mémoire se perd; une sansation continuelle de froid saisit tout les membres; la voix devient rauque; tout le corps se détruit peu à peu; le sommeil, troublé par des rêves inquiétans, ne répare point; et l'on éprouve des douleurs semblables à celles que l'on ressent lorsque l'on a été meurtri par des coups.

Boerhaave en décrit ainsi les effets:

On est accablé d'une lassitude perpétuelle,

on croupit dans une indolence insurmontable,
on éprouve des douleurs dans les membranes
du cerveau, tous les sens s'émoussent.

Van Swiéten en a observé des douleurs générales horribles, et un si grand froid dans les cuisses et les jambes, que la personne affectée se chauffait continuellement pendant les plus grandes chaleurs.

Kloëhof en a vu survenir la folie, des évanouissemens, des convulsions, et, de même que presque tous les médecins qui ont eu l'occasion d'observer les conséquences de ce vice, surtout l'inertie, des phthisies et des consomptions dorsales.

Et comment de telles consomptions ne seraient-elles pas très-souvent, chez de jeunes personnes, le produit de telles habitudes, puisque, d'après la remarque de l'un des anatomistes modernes les plus exacts, le docteur J. F. Meckel, la soudure parfaite de certaines parties des os de la base de l'épine dorsale, ainsi que celle de beaucoup d'autres parties du squelette, c'est-à-dire de la charpente osseuse chez l'espèce humaine, n'a lieu qu'après l'époque de la puberté, qu'à la dix-huitième ou vingtième année de la vie (1)?

(1) *Considérations anatomiques et physiologiques sur les pièces osseuses qui enveloppent les parties centrales du*

Haller et Sauvages ont vu le corps tout entier en devenir roide, avec perte de sentiment et de connaissance (1).

Le célèbre médecin de Lausanne déclare, dans la préface d'une dissertation sur les dangers de cette erreur, qu'en la concevant, il a espéré d'arrêter les progrès d'une consomption plus ravageante peut-être que la petite-vérole, et y rapporte aussi deux exemples de la roideur mortelle observée par les deux médecins précédens.

Huffeland, parlant en général de l'état maladif de la jeune personne qui est la victime du funeste penchant de la solitude, dit : C'est une rose flétrie, c'est un arbre en fleurs desséché, c'est un spectre ambulant.

Mais voilà bien assez de médecine pour une lettre adressée à une jeune malade. Je renvoie à la suivante les observations encore de quelques autres médecins.

système nerveux, et sur leurs annexes. Les diverses parties du sternum sont du nombre de celles dont la soudure ne s'achève qu'après la puberté.

(1) Sauvages, _Nosolog. méthod._, t. 5, p. 230.

LETTRE III.

Observations du médecin Lieutaud. — Épuisement. — Autopsie
du cadavre d'une personne qui se livrait au crime de la solitude.
— Le docteur Portal. — Le rachitisme. — Le docteur Petit.
— Le tombeau du mont Cindre. — Gangrènes sèches occasionées par les habitudes secrètes.

Je ne puis m'empêcher de commencer cette
lettre par ces réflexions : Vous êtes jeune, belle,
spirituelle; je ne vous parle que d'infirmités! Vous
ne devriez entendre que des louanges, et je n'appelle votre attention que sur des tableaux ef-
frayans! Il ne saurait y avoir moins de rapports
entre des objets plus divers. Mais, si je vous les
présente, c'est afin qu'ils ne prennent pas, ces
affreux tableaux, la place de ce que la nature
créa jamais de plus aimable, c'est afin de prévenir un bien plus grand malheur. Je continue
donc les citations que j'avais commencées.

Lieutaud, en indiquant les causes ordinaires
ou possibles de l'épuisement en géneral, n'en
voit pas de plus grande ni qui mérite davantage
l'attention, que l'égarement de la solitude.

Le manque de nourriture, dit-il, poussé trop

loin, les grandes pertes, les longues courses, les travaux excessifs, l'étude immodérée, les mauvaises mœurs, et surtout *le crime de la solitude,* vice le plus honteux et le plus meurtrier, donnent lieu à l'épuisement.

Cet état a plusieurs degrés; il est quelquefois léger, mais souvent grave et mortel. L'accablement général est le principal signe qui le caractérise; les jambes refusent le service; les sens sont souvent engourdis, et les malades paraissent hébétés. La plupart ont de la fièvre, quelquefois éphémère, mais souvent plus longue et irrégulière, accompagnée de défaillances, de délires, et autres symptômes les plus graves; la respiration est gênée et entrecoupée. La mort termine souvent ce triste état. Quelquefois la syncope a enlevé les malades avant qu'on ait su qu'ils le fussent; quelques-uns traînent une vie languissante, dont l'événement est très-douteux. Il y en a qui ont des hémorrhagies mortelles.

J'en ai vu d'aussi gravement affectés que cela, si l'on retranche de cette description les syncopes et les hémorrhagies mortelles, se rétablir, contre toute espérance, par leur retour à des mœurs sages; mais il importe beaucoup que l'on y revienne de bonne heure.

Le corps de ceux qui sont morts d'épuisement, continue le même médecin, présente des

engorgemens inflammatoires, des suppurations,
et plusieurs sortes d'épanchemens. On a vu des
traces de suppuration dans le cerveau, et sa production appelée *la faux*, (c'est-à-dire une partie
de celle de ses membranes qui porte le nom de
dure-mère ou *méninge*) ossifiée. Les poumons
ont été trouvés attaqués de pourriture, adhérens
aux côtes et à la membrane qui les sépare dans
le milieu de la poitrine, et qui a paru quelquefois
enflammée. On a trouvé aussi du sang épanché
dans les bronches (ramifications cartilagino-
membraneuses qui conduisent l'air dans les poumons), et le cœur plein de concrétions lymphatiques. On a vu dans ce dernier un commencement de suppuration, des concrétions pier-
reuses vers les orifices de ses cavités, et ses val-
vules (espèces de soupapes membraneuses) ossi-
fiées. On a découvert l'estomac enflammé, inondé
de sang, ulcéré et gangréneux; le foie obstrué
et attaqué de pourriture, ainsi que beaucoup
d'autres altérations particulières, telles que des
épanchemens, des dilatations considérables d'ar-
tères, et autres tumeurs dans le bas-ventre (1).

« Combien de jeunes personnes, dit un professeur octogénaire, le vénérable vieillard Portal,
dans un ouvrage intitulé, *Observations sur la*

____

(1) Lieutaud, *Précis de Médecine pratique*, liv. 1,
p. 123.

phthisie pulmonaire, n'ont pas été les victimes de leur malheureuse passion! Les médecins en voient tous les jours qui restent imbécilles , ou tellement énervées dans le physique et le moral, qu'elles ne traînent plus qu'une misérable existence ; d'autres périssent dans le marasme , et plusieurs d'une vraie phthisie pulmonaire. »

Et dans un autre ouvrage sur une maladie très-fâcheuse, le rachitisme ou la noueure des enfans , venant de décrire un rachitisme particulier, les jeunes personnes, dit le même médecin, qui se livrent de bonne heure à des habitudes secrètes pernicieuses, sont aussi sujettes à cette espèce d'affection (et il en cite de suite plusieurs exemples). «J'ai vu, continue-t-il, quatre à cinq de ces créatures infortunées qui se sont courbées vers l'âge de quinze à dix-huit ans, de manière que le dos faisait la plus grande convexité, et que le bas-ventre paraissait rentré sous la poitrine. Les extrémités des os longs, surtout celles qui forment les coudes et les genoux, s'étaient extraordinairement gonflées; les jambes s'étaient déjetées en dehors. Leurs muscles étaient à peine développés. Leurs yeux étaient creux, leur visage pâle, blanc, et leur voix aiguë. On eût dit, si l'on eût voulu juger de leur âge par le développement de leur corps, qu'elles n'avaient pas plus de douze ans. Elles étaient d'une faiblesse extrême, tant pour le physique que pour

le moral, et sont devenues imbécilles long-temps
avant leur mort. »

Quelques pages plus loin, le même auteur rapporte l'exemple d'une personne de dix-sept ans,
morte tout à la fois de la maladie dont vous
venez de lire la description, et d'une phthisie
pulmonaire, à la suite de mauvaises mœurs solitaires.

Voici ses propres expressions : « J'ai vu une
personne de dix-sept ans, d'une taille fluette,
qui, dans l'espace d'un an, avait prodigieusement
grandi, se courber si rapidement, qu'en moins
de six mois elle était devenue très-bossue. La
poitrine était enfoncée au bas du sternum (c'est-
à-dire au bas de l'os qui en occupe la partie
moyenne en avant); il y avait un grand creux
dans la région épigastrique (au-dessus de l'estomac), tandis que la région hypogastrique (le bas-
ventre) était très-saillante. » Vous avez vu dans
la lettre précédente que les plus anciens médecins avaient déja observé et signalé cette courbure du corps. La personne dont il s'agit ici s'é-
tait horriblement abandonnée à une habitude
secrète : des crachemens de sang lui survinrent,
et elle périt de la phthisie pulmonaire (1).

(1) Portal, *Observations sur le Rachitisme*, p. 220,
221, 224.

Un médecin de Lyon, très-justement célèbre, et enlevé depuis quelques années à l'humanité, dont il était le bienfaiteur, le sensible auteur de la médecine du cœur, Marc-Antoine Petit, touché du nombre de maux que causait l'égarement de la solitude, ayant cru devoir ériger un monument littéraire funèbre à l'une des victimes de cette erreur, afin d'avertir de ses dangers, atteste aussi sa puissance pour la production de la phthisie pulmonaire.

«Que l'on sache, s'écrie-t-il pour ainsi dire dans la préface de cet opuscule, que la phthisie pulmonaire, dont les funestes progrès en Europe doivent alarmer les gouvernemens, a puisé dans la même source sa trop fatale activité. » Puis il retrace bientôt dans les vers les plus éloquens, les derniers instans, dont il a été témoin, d'une malheureuse victime que le tombeau du mont Cindre a en effet renfermée à la fleur de son âge. On y lit surtout cette affligeante et trop judicieuse réflexion :

Hélas! peut-on deux fois animer les mortels?
Non : quand la vie entière est dans une étincelle,
Le souffle du talent ne peut plus rien sur elle.
En vain l'on appela ce savant renommé,
Respecté dans Lyon, de la Pologne aimé,
Qui, pendant soixante ans de travaux et de gloire,
Soulagea nos douleurs, en écrivit l'histoire,
Et qui, nouveau Linnée, apprit à nos climats

Le prix des végétaux qui naissent sous nos pas (1).
Son art ne pouvait rien à des maux sans mesure (2).

Cet exemple est de nos jours. Cette sépulture
a eu lieu sur l'une des montagnes fertiles qui
bordent la Saône, au nord-ouest, en approchant
de Lyon, et la malheureuse victime qui y a
trouvé le dernier asile n'est peut-être pas encore entièrement consumée dans la terre qui l'a
reçue. Son cruel délire sans doute avait duré
trop long-temps ; l'atteinte portée à sa constitution sans doute avait été trop profonde (3).

Le baron Boyer, dans son *Traité des Maladies chirurgicales*, pense que cette atteinte peut
se prolonger jusque dans la vieillesse, lorsque
des abus de cette espèce permettent d'y parvenir, et qu'elle est la cause secondaire de quelques-unes des gangrènes sèches que l'on observe
à cet âge.

(1) Emmanuel Gilibert, médecin du roi de Pologne et
naturaliste distingué.

(2) Tombeau du mont Cindre.

(3) Zimmermann, parlant dans le même sens que Petit,
avait également apprécié les effets d'une semblable cala-
mité pour les États chez lesquels elle règne. *Traité de
l'Expérience en Médecine*, t. 3.

LETTRE IV.

Dartres; crampes du dos; aphthes. — Jeune fille citée par le docteur Pinel. — Le docteur Valentin de Marseille.

Les nombreuses remarques que je viens de vous faire connaître sont des objets si affligeans, que j'éprouve la plus grande peine à vous en entretenir.

Qu'il eût été cruel que les maux qu'elles attestent vous eussent accablée ! qu'ils eussent été peu mérités, puisqu'ils vous auraient surprise au milieu de l'ingénuité la plus vraie et la moins éclairée ! Vous n'en avez heureusement encore aucun à craindre; cependant, puisqu'il eût été possible que vous en eussiez été une touchante victime, veuillez ne pas vous décourager. Continuez-moi votre attention; ces conseils ne seront pas toujours aussi peu agréables qu'ils l'ont été jusqu'à présent. Je vous promets par la suite des roses à pleines corbeilles. Mais je n'ai pu me dispenser, avant de mêler à mes tristes leçons du moins quelques riantes images, de vous faire traverser en quelque sorte ce champ de douleurs.

Hâtons-nous d'en sortir ; finissons cette trop longue énumération.

L'action de la solitude produit chez quelques femmes un gonflement considérable du cou, par la force et la fréquence des convulsions qui résultent si souvent de la répétition de cette imprudence, ainsi que par la stase ou le séjour du sang qu'elle occasionne dans les principaux vaisseaux du cou, de la même manière que cela s'observe chez les épileptiques. Le teint devient jaune chez quelques-unes (1) ; d'autres voient

(1) Parce que le système biliaire, ou les organes préparateurs et conducteurs de la bile, étant saisis alors sans doute du même spasme que le reste de l'économie, la bile est habituellement refoulée dans la peau, qui se trouve probablement moins resserrée par la constriction générale que les conduits qui transmettent la bile du foie et de sa vésicule dans les organes digestifs. Les spasmes éprouvés par la peau, et trop souvent reproduits, doivent en effet en altérer la vitalité, conséquemment les fonctions, et y causer des maladies. Un domestique, ayant vu traîner son maître à la mort, fut presque subitement couvert d'une dartre (Alibert.) Si l'impression morale nerveuse n'eut pas lieu ici primitivement, et presque entièrement dans la peau, le résultat du moins ne permet pas de douter quel fut l'organe qui en fut le plus affecté.

D'une autre part, on sait que l'agrément ou la laideur de la peau, que beaucoup de ses affections, que sa tension modérée, ou au contraire que son défaut de ton et beaucoup de ses rides, dépendent très-souvent de l'état

leur peau se couvrir de dartres. Le professeur Richerand rapporte, dans sa *Nosographie chirurgicale*, un exemple bien remarquable du pouvoir de cet égarement pour la production de ces exenthèmes. Une dame avait en même temps une habitude pernicieuse et une dartre (1) : on lui prescrit la sagesse ; elle l'observe, l'éruption dartreuse disparaît. L'habitude se renouvelle, l'éruption renaît. Par intérêt pour sa beauté, autant que par raison, la malade se rend de nouveau la maîtresse de son penchant, on ne revoit plus les taches herpétiques qui l'enlaidissaient. Quelques personnes éprouvent des crampes de l'estomac et du dos. Un médecin de ma connaissance a vu cette cause produire des douleurs si aiguës dans les régions des reins et des lombes d'une personne, toutes les fois qu'elle voulait se relever après s'être baissée, qu'elle ne le pouvait sans jeter des cris et sans aider avec la paume de ses mains, les muscles de ces régions à redresser le corps. Il survient à d'autres des douleurs à la partie supérieure du nez, au sommet et au derrière de la tête, dans les aines,

sain ou non de l'estomac. Or, l'acte solitaire exerce sur ce dernier l'influence la plus nuisible. Il n'en exerce pas une moins grande sur le foie. Hippocrate dit (lib. prædict.) : « Les dartres et les lèpres proviennent de la bile.»
(1) Article *Ulcères dartreux.*

ainsi que dans tous les membres ; des leucor-
rhées ou pertes blanches, âcres, et corrosives, de
différentes espèces ; des fluxions, des hémorrhagies de l'utérus (l'organe de l'enfantement) (1) ;
quelques-unes sont affectées pour le reste de
leur vie du relâchement et de la chute de cet
organe. Des douleurs dans les os qui le renferment, ainsi que dans les viscères environnans,
d'abord vagues, puis fixes, tantôt obtuses,
tantôt lancinantes, ne sont quelquefois chez
d'autres que les avant-coureurs de squirres et
de cancers de l'organe dont je viens d'énoncer
quelques-unes des altérations, c'est-à-dire de
l'utérus. Le ventre devient très-volumineux,
dur et tendu ; les yeux se ceignent d'un cercle
plombé ; l'émail des dents prend un blanc terne
et grisâtre, et ne leur donne plus ce poli ni cette
teinte éburnéo-nacrée (d'ivoire mêlé de nacre)
qui les a fait comparer, dans leurs rapports avec
les gencives, à des perles enchâssées dans des
roses.

Des aphthes nombreux et douloureux infestent
quelquefois la surface de la langue et tout l'intérieur de la bouche. Le même médecin qui m'a
communiqué l'observation ci-dessus, m'a encore
fait part de l'observation suivante. Une personne

(1) Pinel, *Nosographie philosophique*, classe 3, *Hémorrhagies.*

qui s'abandonnait parfois à tout le délire de la solitude, cédait-elle à son entraînement, sa bouche était bientôt remplie d'aphthes les plus incommodes ; suspendait-elle ses excès, plus d'aphthes ; de nouvelles imprudences étaient-elles commises, les aphthes repullulaient. Les chairs perdent leur solidité, paraissent se fondre. La pâleur, la maigreur, des rides, l'inaptitude à toute espèce de travail et d'exercice, remplacent la fraîcheur et l'embonpoint, les grâces du corps et son alacrité. La poitrine, qui, par ses formes à peine achevées, apprend que la jeune fille peut être aimée, en apprenant que l'instant où elle peut être mère est arrivé ; la poitrine, dont l'heureuse amplitude atteste, chez la jeune femme qui déjà nourrit, qu'elle renferme en abondance la liqueur si chère au premier âge, n'offre plus que les cercles osseux qui la constituent, et ne promet plus que la stérilité.

Enfin, pour le dire le plus brièvement possible, si l'on jouit de la santé, on la perd ; si l'on est atteint de maladie, on se rétablit difficilement ; si l'on est assez heureux pour se rétablir, on est très-sujet à retomber ; les bonnes mœurs n'étant pas moins nécessaires pour le retour parfait à la santé, que le choix convenable des alimens, que le sommeil, qu'un exercice modéré, que l'habitation au milieu d'un air pur ; les bonnes mœurs, en un mot, n'étant pas une partie moins essentiellement constitutive du bon régime que toutes les circonstances que je viens d'énumérer.

Voici un exemple frappant de ce dernier effet des mœurs vicieuses secrètes, c'est-à-dire des rechutes qu'elles peuvent causer au milieu des guérisons les plus certaines.

Le docteur Valentin, de Marseille, traitait, en 1790, une dame de condition pour une fièvre intermittente qui, plusieurs fois guérie, revenait toujours sous les divers types d'intermittence, précédée par des frissons extrêmement longs et douloureux. Ce médecin en témoigna plusieurs fois son étonnement à la malade, et reçut enfin d'elle l'aveu qu'une habitude pernicieuse, à laquelle elle n'avait pu se dérober, quoiqu'elle fût épouse et mère, s'était réveillée plus fortement sous l'influence des irritations de la fièvre, et qu'elle devait être accusée seule de la persévérance de cette dernière maladie. Un tel aveu, dit Petit, de Lyon, de qui j'emprunte ce fait, mit le docteur Valentin sur la voie du succès; il lui fut aisé, avec une femme d'esprit, de faire valoir toutes les ressources du sien, et de l'arracher à une erreur qui l'eût perdue sans retour (1).

(1) *Tombeau du mont Cindre*. (Notes.)

Je n'hésite nullement à regarder avec le même auteur, dans le même ouvrage, la terminaison funeste de l'affection du seizième malade, *de Morbis popularibus*, sect. 3,

LETTRE V.

Affections nerveuses. — Jeune personne malade observée par le docteur Alibert. — Autre exemple cité par le docteur Rosier. — Les deux sœurs.

Un ancien (le fameux poète lyrique Pindare) a défini la vie, le rêve d'une ombre ; d'autres l'ont

édit. Hall., comme un exemple du danger que des plaisirs déraisonnables apportent dans les maladies.

Quant à la remarque de la malade traitée par le docteur Valentin, de Marseille, on ne saurait en contester la justesse. Les irritations d'une fièvre peuvent exciter la sensibilité de tout système de sensation quelconque. Tantôt cet effet a lieu sur la vue, tantôt sur l'ouïe ; tantôt ce sont d'autres sens qui en sont exaltés : il n'est pas de médecin qui ne l'ait observé. On trouve, dans le quatrième livre des *Epidémies* de la collection hippocratique, une observation analogue à celle qui était offerte par la malade que je viens de citer. « Nicippe, y est-il dit, avait des songes lascifs, dans une maladie fébrile : on lui annonça qu'ils cesseraient avec la fièvre. La prédiction se confirma. » La femme d'Hermoptolème, liv. 7 des *Epidémies,* offre aussi un exemple du pouvoir qu'a la fièvre de rendre le sens de l'ouïe tantôt plus obtus, tantôt, au contraire, d'une acuité ou finesse extrême.

nommée une manière d'être fugitive; d'autres
encore, plus frappés des misères qui l'accompagnent que de ses agrémens, ont prétendu que
les dieux n'avaient point donné la vie à l'homme,
mais bien qu'il la lui avait vendue.

Notre vie peut bien être en effet le rêve d'une
ombre, mais cette ombre sent, est douée d'intelligence, et peut rendre par la sagesse son rêve
long et heureux.

Notre forme est fugitive; la succession si rapide
des âges, la comparaison de l'enfance à la jeunesse, de celle-ci à la vieillesse, de cette dernière
à la poussière qui lui succède, le prouvent assez.
Mais nous avons un moyen de fixer encore cette
forme si variable, et qui tend si manifestement
à sa destruction; ce moyen est la modération,
source de toutes les vertus et du bonheur.

L'auteur de la nature, en nous accordant la
vie, semble à la vérité nous avoir imposé bien
des tributs, mais des tributs ne sont plus oné-
reux lorsque ceux qui les imposent font en même
temps aux tributaires le don d'un trésor inépuisable pour s'en affranchir. Ce trésor nous est
connu; il est placé en nous; il nous est permis,
il nous est prescrit même d'y puiser : que l'homme
veuille en user, qu'il veuille fortement se servir
de sa raison, et il verra que la nature a réellement voulu qu'il fût heureux.

Cependant, il faut l'avouer, si le Ciel a fait à l'homme le beau présent de la raison, il la lui a rendue bien nécessaire. Nul être vivant n'est sujet à autant de maladies, nul n'est périssable d'autant de manières, nul ne porte en soi autant de germes de maux que lui, s'il ne sait user des moyens de s'en préserver qui lui ont été donnés.

Mais, si l'on peut regarder la vie comme le rêve d'une ombre, si elle n'est qu'une forme fugitive; si l'on pouvait dire en quelque sorte, non pas que l'être suprême nous a vendu l'existence, ce qui serait une impiété, si on le prenait à la lettre, mais qu'il paraît nous l'avoir chèrement vendue, ah! ce serait surtout de celle des amantes de la solitude qu'il faudrait le dire.

Indépendamment de l'aptitude dont je viens de parler de l'espèce humaine à tant d'affections différentes, chaque individu tend encore particulièrement à un ou plusieurs genres de destruction, par la répartition inégale des forces dont sont doués les organes qui le composent : on ne fait qu'exprimer cette vérité tous les jours dans le monde, lorsque l'on dit de telle ou telle personne : « Elle a l'estomac mauvais, la poitrine délicate. » Or, comme les organes les plus faibles doivent subir les premiers l'influence des causes de maladies, et qu'il n'en est pas de plus puissante que de mauvaises mœurs, on pourrait

même prédire à chaque personne livrée au délire
de la solitude, l'affection que son imprudence
lui attirera (1). En vain croirait-on que l'on ne
porte en soi de prédisposition à aucune maladie
quelconque, une santé parfaite est une chose
si rare, que quelques médecins semblent avoir
pensé qu'on ne saurait la rencontrer (2); on l'a

(1) Bichat développe ainsi cette opinion, établie depuis long-temps : « La vie est un grand exercice qui use
peu à peu les organes en mouvement, et qui nécessite
enfin leur repos; ce repos est la mort. Or, chaque organe mobile y arrive plus ou moins tôt, suivant le degré
de forces qu'il a à dépenser, suivant sa disposition plus
ou moins grande à se lasser par ce grand exercice. »
Anatomie générale, t. 3, p. 413.

(2) On peut juger, par le *Tableau de la séméiotique
générale de la santé et de la maladie,* de M. le professeur
Chaussier, combien l'état de santé parfaite doit en effet
être rare. Le professeur Richerand, *Élémens de physio-
logie,* 8ᵉ édition, s'exprime ainsi à ce sujet, à l'article
tempérament : « Le tempérament, caractérisé par la prédominance d'un organe ou d'un système d'organes, s'é-
loigne de ce terme idéal, où toutes les forces se balan-
cent réciproquement, de manière que l'économie vivante
offre l'image de l'équilibre parfait. Cet état, qui peut-
être n'exista jamais que dans l'imagination des physiologistes, et que les anciens ont désigné sous le nom de *tempérament tempéré, temperamentum temperatum,* étant
pris pour le type de la santé, il résulte que le tempérament est déjà un pas de fait vers la maladie. »

nommée dans ces derniers temps le beau idéal de l'organisme (1).

Et quand les dieux auraient accordé une si grande faveur à quelques individus, il serait toujours incontestable que nul du moins ne serait d'une organisation inaltérable. Thétis elle-même ne put faire qu'Achille ne fût vulnérable par une partie de son corps.

Les femmes se rapprochent beaucoup, par leur constitution, de celle des enfans (2) qui sont éminemment lymphatiques, nerveux et sujets au rachitisme, éprouvent aussi du délire de la solitude, beaucoup d'affections nerveuses et de dégénérescences rachitiques. Permettez-moi de vous présenter quelques exemples de ce que je viens d'avancer.

La personne en proie à une habitude vicieuse secrète, est-elle précisément caractérisée par la délicatesse ou par une trop grande activité de ses nerfs, on peut assurer qu'elle deviendra épileptique, sujette à des tremblemens, à des palpitations, ou à toute autre affection nerveuse.

Une jeune fille de huit ans (3) tomba dans un

(1) Macquart, *Dictionnaire des Sciences médicales*, article *médecine agissante*.

(2) Faiblesse et sensibilité, voilà pour ainsi dire toute la femme, comme tous les enfans.

(3) *Causes prédisposantes* : âge et sexe.

état de maigreur inquiétant ; les membres inférieurs, tels que les cuisses, les jambes et les
pieds, étaient agités par des mouvemens extraordinaires qui se communiquèrent bientôt aux
membres supérieurs ; l'impossibilité de s'en servir devint absolue ; l'agitation était excessive
dans les muscles de la face et des yeux. L'enfant
ne pouvait rester dans son lit ; on était obligé de
la tenir continuellement dans un grand fauteuil
fermé devant elle. Le médecin qui la soignait
pensa que cette danse de Saint-Guy (nom de
l'espèce d'agitation qu'éprouvait la malade)
devait être attribuée à la présence des vers, et
donna, mais sans succès, tous les médicamens
propres à les combatre. Consulté à cette époque,
le docteur Morelot (dit Petit, qui tenait ce fait
de ce médecin, son ami), crut y reconnaître
les effets d'une mauvaise habitude, et en fut bientôt convaincu. Quelques conseils, une grande
surveillance de la part des parens, l'usage des
bains froids, du musc et du camphre, procurèrent une guérison radicale.

Mais, à onze ans, la jeune fille, étant retombée dans les mêmes fautes, sa maladie reparut avec encore plus d'intensité, et ne céda
qu'avec la plus grande peine aux moyens qui
avaient si bien réussi la première fois.

Deux ans après, cette demoiselle mourut
d'une inflammation chronique (lente) du péri-

carde (enveloppe membraneuse du cœur), qui avait décidé un accroissement si prodigieux du foie, que cet organe remplissait presque en entier la cavité abdominale (le bas-ventre).

Je pourrais me borner à ce fait, touchant les affections nerveuses considérées sous le point de vue sous lequel je les envisage ici ; mais comme ces maladies sont celles dont les femmes ont le plus à souffrir, je ne puis m'empêcher d'accompagner l'exemple précédent des deux histoires suivantes, trop remarquables pour les omettre. Elles prouvent bien évidemment l'extrême susceptibilité nerveuse des femmes dont je viens de parler, et, en dernière analyse, le degré auquel cette aptitude aux maladies des nerfs, peut être porté chez elles par des habitudes vicieuses secrètes, ou de mauvaises mœurs solitaires (1).

(1) Roussel portait l'idée qu'il avait reçue de l'idiosyncrasie nerveuse de la femme jusqu'à penser que des femmes étaient principalement choisies dans l'antiquité, chez les Juifs, les Grecs, les Germains et autres peuples, pour jouer le rôle de sibylles ou devineresses, parce que l'opinion étant alors, dans ces divers lieux, que la Divinité manisfestait par des convulsions sa présence chez les personnes qu'elle daignait inspirer, nuls individus n'étaient plus aptes à offrir des traits et des mouvemens extraordinaires, et capables d'en imposer à la multitude, et de lui faire croire à la présence réelle de la Divinité, que des femmes ; mais ce n'était là qu'une opinion.

Le premier de ces derniers faits a été recueilli par M. le professeur Alibert, à l'hôpital Saint-Louis, à Paris. J'ai observé le second.

Après avoir décrit l'état d'idiotisme d'une jeune paysanne en proie au délire le plus déplorable de la solitude, chez elle, dit le professeur que je viens de nommer, les extrémités supérieures, comme les bras, les mains, la tête et la poitrine, offraient un état de maigreur digne de pitié; mais les hanches, le bas-ventre, les cuisses, les jambes, étaient d'un embonpoint à surprendre l'observateur. On eût dit que la vie s'y était en quelque sorte retirée et accumulée, surtout dans l'utérus, où toutes les impressions qu'elle éprouvait venaient retentir, au point qu'en touchant successivement toutes les parties de son corps, on finissait par agiter toute la personne, et la monter en convulsions comme on met en activité les ressorts d'une horloge. Ces convulsions duraient près de trente minutes, et la malade pendant ce temps poussait des gémissemens effroyables (1).

La malade que j'ai observée présentait de semblables convulsions occasionées par la même cause, et accompagnées de diverses affections de l'ouïe. Elle était âgée d'environ quarante

______

(1) Alibert, *Élémens de Thérapeutique*, t. 2, p. 49 et 5o, 2ᵉ édit.

ans. Le bruit le plus faible, des paroles prononcées au degré de ton avec lequel on parle ordinairement, étaient, long-temps avant sa mort, pour ses nerfs, devenus d'une mobilité excessive, des éclats de voix intolérables (1). Plus tard,

(1) Espèce de névrose de l'ouïe, désignée par Cullene sous le nom de *paracusis imaginaria*, sous celui de *tintoin (tinnitus aurium)* par Pinel, qui lui reconnaît aussi pour cause celle qui l'avait produite chez la seconde malade dont il s'agit ici.

Les douleurs excessives et générales que toutes deux éprouvaient au plus léger contact, accompagnent souvent des affections graves et diverses de l'utérus. Le système nerveux de cet organe est alors le point de leur départ, et elles en rayonnent en quelque sorte dans toute l'économie. Hippocrate les donne, dans le premier livre des *Maladies des femmes*, comme l'un des signes de l'inflammation de l'utérus, de la rétention de l'arrière-faix, et des suites de couches. Il dit positivement, au sujet de ce dernier accident : En quelque endroit du corps que la femme qui est en cet état soit touchée, elle y éprouve des douleurs. Elles coïncident aussi, d'après le même livre, avec des ulcères à la matrice. On trouve (livre 2) la description d'un tétanos presque universel accompagnant une espèce de perte utérine ; et que, dans une maladie qu'Hippocrate nomme *érysipèle de la matrice*, la plante des pieds des malades était si sensible et si délicate, qu'elle ne pouvait supporter le poids du corps.

Quant à l'excès d'embonpoint que le professeur Alibert a remarqué dans les hanches et les membres inférieurs de la jeune paysanne, il me paraît n'avoir été que cette es-

touchée le plus légèrement possible avec l'extrémité du doigt seulement, en quelque partie
que ce fût, elle faisait entendre des accens plain-
tifs et douloureux sans pouvoir rien proférer ni
articuler, et tout son corps palpitait et vibrait
pour ainsi dire pendant plus ou moins de temps,
comme une corde d'arc ou d'instrument qu'on
tire à soi et qu'on lâche subitement. L'infortunée vécut ainsi huit jours.

A-t-on de tout temps reconnu à la personne
qui n'est pas sans reproches sur ses mœurs particulières, un caractère apathique, un physique
infirme, languissant, un teint pâle, il est sûr
qu'elle tombera dans l'idiotisme. Voici deux
exemples qui le prouvent d'une manière frappante par leur dissemblance même : Deux sœurs
méritaient les reproches dont je viens de parler ;
l'une avait le caractère et le physique que je viens
de décrire ; elle ne fut atteinte, pendant un certain nombre d'années, d'aucune autre affection
que de tubercules violacés, dont la peau d'une
partie de son corps resta constamment couverte.
Mais ni l'époque de la puberté, ni un âge plus
avancé encore, ni la société, ne donnèrent ja-

pèce d'enflure ou d'œdème qui est ordinairement l'un des
derniers symptômes des affections les plus dangereuses
de l'utérus : je l'ai observé dans les derniers temps de cancers et d'ulcères de cet organe.

mais aucun essor en elle aux facultés intellectuelles. Une espèce de demi-stupidité fut l'état
moral de toute sa vie.

L'autre, au contraire, était douée d'un esprit
très-vif, d'un caractère très-affable et très-gai ;
mais elle était en même temps affectée de rachitisme au dernier degré. Elle conserva tout son
esprit, en un mot, tous les principaux traits de
son caractère moral, malgré le penchant auquel
elle se livrait avec excès ; mais il lui survint au bout
de quelque temps une carie de l'un des os du
bassin, déjà primitivement déformé, qui aurait
infailliblement et bientôt causé sa mort, si les
conseils et les soins d'un médecin habile n'en
eussent arrêté les progrès.

Comme la lecture non-interrompue de ce que
je me propose de soumettre à votre raison, touchant quelques-unes des autres maladies qui accablent surtout telles ou telles solitaires, vous
fatiguerait sans doute, je ferai de celles de ces
affections qui me restent à vous faire connaître
le sujet encore de quelques lettres.

LETTRE VI.

Des maladies de poitrine dues à l'habitude secrète : exemple terrible. — Des mœurs sages peuvent arrêter les maladies de poitrine : exemples.

Je commencerai cette lettre par un exemple des dangers auxquels s'exposent les personnes qui portent en elles quelques prédispositions à une espèce quelconque de phthisie pulmonaire, et qui oublient secrètement la sagesse.

Je fus consulté, en l'an 1813, par Mme M***. Son âge était celui dans lequel on a le plus à craindre des affections de poitrine. Son tempérament était évidemment scrofuleux. Plusieurs personnes de sa famille avaient éprouvé jadis des maladies dépendantes de ce genre de constitution. Sa jeunesse s'était passée dans un pays froid, humide, très-boisé, circonscrit par des montagnes très-rapprochées, triste, etc. , etc. Malgré tant de circonstances si défavorables, cette personne avait cependant joui d'une assez bonne santé, selon toutes les apparences, jusqu'à l'âge de dix-huit ans. A cette époque, elle fit une chute dans laquelle elle eut une jambe froissée et contuse. Peu de temps après, cette extrémité devient douloureuse, s'engorge, s'enflamme, s'abcède, et fournit pendant plusieurs années une matière abondante, purulente, nonobstant tous les secours d'usage dans de tels cas. Enfin, soit par l'effet de l'âge, soit par celui des remèdes, les ulcères qui existaient tarissent, leurs bords se cicatrisent, et la jambe, seulement très-amaigrie, paraît désormais exempte de toute affection, si ce n'est de quelque faiblesse et d'une certaine difformité accompagnées de claudication.

Depuis ce moment, c'est-à-dire depuis sa vingt-unième année jusqu'à la vingt-quatrième, cette personne paraissait du reste avoir recouvré une santé parfaite ; elle était vive, forte et très-spirituelle. Elle contracte alors le penchant homicide de la solitude. Bientôt elle éprouve de l'oppression et de la toux. Quoiqu'elle n'ignorât pas ce qu'il y avait de dangereux autant que de condamnable dans son imprudence, elle continue à s'y livrer, et sa poitrine à s'affecter. Elle consulte plusieurs médecins, mais sans parler de sa funeste passion ni s'en corriger. L'engorgement, l'irritation et la faiblesse des poumons augmentent. La personne n'a plus de sommeil ; une fièvre hectique s'empare d'elle ; elle prend des couleurs vives qui ne lui étaient point ordi-

naires ; elle rejette une quantité considérable de
matière purulente, grumelée et grisâtre par l'ex-
pectoration, genre d'excrétion propre à la phthisie pulmonaire scrofuleuse. A la fin elle me déclare, dirai-je son erreur? non, ce ne serait point
assez, puisqu'elle s'était ainsi bien sciemment
conduite au tombeau ; elle me fait l'aveu de l'habitude coupable dans laquelle elle vivait. Je lui
dis, pour l'en détourner, tout ce qu'il m'est possible de plus touchant et de plus persuasif ; je
la revois, et je l'interroge de nouveau quelquefois ; mais il était déjà également impossible de
vaincre et le penchant et la maladie. La personne
est de plus en plus consumée par l'un et par
l'autre. Elle ne peut dire deux paroles, faire
deux pas ni le moindre mouvement sans être
suffoquée ; ses yeux étincellent de fièvre. Elle
n'est pas moins remarquable par une exaltation
frappante du moral, dernier avant-coureur d'une
mort prochaine, comme si l'âme se hâtait en
quelque sorte de mettre à profit en elle les derniers
instans qui lui restent pour l'exercice de ses plus
belles facultés. Enfin, elle meurt à la vingt-hui-
tième année de sa vie, après trois ans de consomption et d'espérance chaque jour déçue ; mais
aussi qu'elle rendait chaque jour de plus en plus
vaine par son obstination criminelle dans un vice
affreux.

Beaucoup de personnes pensent que la phthi-

sie pulmonaire est héréditaire (1) ; elle l'est sans
doute dans un grand nombre de cas. Beaucoup
plus de personnes encore peut-être la regardent
comme contagieuse, et ce jugement est un peu
moins bien fondé que le précédent. Mais s'il est
une vérité que l'on peut solidement établir, c'est
que nulle cause n'est plus propre à développer
cette maladie que le penchant de la solitude,
quelque faibles que soient les prédispositions que
l'on y apporte. Je suis même persuadé que l'on
a souvent attribué à l'hérédité ainsi qu'à la con-
tagion ce qui ne devait l'être qu'à ce défaut; que
beaucoup de personnes, nées de parens délicats
et délicates elles-mêmes, et qui auraient vu leur
poitrine et toute leur constitution se fortifier, si
elles avaient toujours été chastes et innocentes,
ont souvent été regardées comme phthisiques
d'origine, quoiqu'elles ne le fussent nullement.
Est-il donc étonnant que de semblables personnes périssent de phthisie, lors même que l'on
ne saurait reprocher à toute leur organisation que
de la délicatesse, si elles éteignent, dès qu'elles
en ont le pouvoir, le peu de forces qu'elles ont
reçu de la nature ?

Suivant l'un des plus grands médecins observateurs qui aient jamais existé, Sydenham (2),

(1) Aristote, Galien, Hoffmann, Schenckius, Rivière,
Chesneau, Raulin, et beaucoup d'autres.
(2) Corvisart pense aussi que la phthisie pulmonaire

les organes de la respiration sont les plus faibles
de tous ceux de l'espèce humaine ; les deux tiers
des individus de cette espèce périssent par des
maladies de ces organes : or, l'époque la plus
ordinaire des habitudes vicieuses chez les jeunes
personnes est précisément celle de la plus grande
susceptibilité de la poitrine à s'affecter. Il est en
outre des espèces de phthisies auxquelles les
femmes sont déjà très-exposées par la nature de
leur constitution, telles que les phthisies tuber-
culeuses et lymphatiques (1).

Une manière particulière de vivre opposée,
c'est-à-dire, une vie chaste, est au contraire si
favorable à l'économie, que j'ai vu des personnes
d'une constitution extrêmement frêle et languissante, qui non-seulement n'étaient point mortes
de la poitrine, mais qui avaient acquis, avec le
temps et des mœurs pures, une force de corps
qui me surprenait, lorsque je les rencontrais
après les avoir perdues de vue pendant plus ou
moins de temps. J'en connais une entre autres
qui s'est trouvée de la manière la plus exacte
dans cet état de langueur et de débilité ; elle avait
toujours été considérée comme irrévocablement
phthisique, et elle a si heureusement appelé de

est la plus fréquente des maladies organiques. (*Voyez* le
discours préliminaire de l'*Essai sur les Maladies du cœur.*)
(1) Reid, et Dumas, son traducteur

tels jugemens au tribunal de la sagesse, qu'elle s'est trouvée depuis assez forte pour faire quelquefois quatorze lieues à pied dans un jour.

Ah! que l'on conserve aux enfans pâles et débiles leur innocence première, qu'on la conserve long-temps chez ceux dont quelques parens ont succombé à des affections de poitrine; que les personnes qui approchent et servent des phthisiques soient protégées par de bonnes mœurs, et l'on verra que la phthisie pulmonaire n'est ni aussi souvent héréditaire, ni aussi contagieuse qu'on le pense!

Tout être vivant, la plante, la brute, l'espèce humaine, tout naît délicat et fragile, et finit par se fortifier. Le tendre jet du chêne devient un arbre robuste; l'enfant le plus faible, un soldat, un laboureur, un homme vigoureux, si l'on ne fait rien pour l'en empêcher. Si la nature s'endort, languit, ou se trompe, elle sait se réveiller ou revenir de son erreur, si l'on ne conspire pas sans cesse contre elle, si on ne l'anéantit pas, il importe peu de quelle manière. L'auteur de la nature lui a tracé sa marche, lui a dicté ses lois; et une mort prématurée, triste fruit des mauvaises mœurs, n'est qu'une des volontés de son code immortel.

Qu'il serait à souhaiter que l'on ne se méprît pas si souvent dans le monde, et que l'on n'attribuât pas toujours à une prétendue hérédité, ou à la nature contagieuse de toute phthisie, ce qui ne devrait l'être qu'à une habitude vicieuse ! La personne dont je viens de vous parler, qui avait été regardée de tout temps, non-seulement comme ne devant pas jouir long-temps du bienfait de la vie, mais comme destinée spécialement, par l'apparence d'une mauvaise poitrine, à payer de bonne heure le dernier tribut à la nature, a souvent soigné des poitrinaires, tenu dans ses mains leurs bras et leurs mains humides des sueurs de leur longue agonie, et n'a encore aujourd'hui, âgée de trente-cinq ans, aucun vœu à former sous le rapport de la santé. Et ne voit-on pas tous les jours de jeunes personnes, aussi intéressantes par leur dévouement que par leur jeunesse, remplir constamment ces généreux soins dans les hôpitaux, et y conserver une meilleure santé, un plus beau teint que bien des personnes du monde ? Je puis assurer que j'en ai vu, dans ces touchantes retraites de la bienfaisance, de très-fraîches, que leur air modeste et tous leurs ajustemens d'une blancheur éclatante auraient volontiers fait prendre pour de vrais anges du salut au milieu des malades.

Mais que de personnes, nées de parens sains et bien constitués, robustes elles-mêmes, et ne respirant qu'un air pur, ne voient pas moins leur poitrine s'altérer par leurs déréglemens, et la tombe s'ouvrir devant elles bien avant le temps ; tandis que d'autres, auxquelles le ciel semblait n'avoir réservé qu'un petit nombre de jours, sont conduites par la chasteté jusqu'aux limites les plus reculées de la vie humaine !

L'automne et le printemps imposent surtout des mœurs irréprochables aux personnes dont la poitrine est délicate, ou qui portent en elles quelques prédispositions à ces affections ; car ces deux saisons sont principalement funestes aux phthisiques.

LETTRE VII.

Des Scrofules ; leur marche combinée avec les habitudes secrètes. — Diagnostic. — Du Rachitisme.

Si l'air et les alimens ne sont pas plus indispensables à la vie des sujets menacés de quelque espèce de phthisie que ce puisse être, comme je viens de vous l'apprendre, que la chasteté, on peut en dire autant à l'égard des individus scrofuleux et des rachitiques.

La diathèse scrofuleuse règne-t-elle chez une

personne atteinte de la faiblesse de la solitude, cette terrible cachexie se développera de plus en plus en elle. Était-elle plus disposée à infester le cou que toute autre partie, indépendamment de quelques autres signes, il se manifestera d'abord, dans ses régions les plus pourvues de glandes, de petites tumeurs mobiles sous le doigt, sans douleur ni couleur dans le principe; ces tumeurs augmenteront de volume, deviendront molles, sensibles, d'une rougeur plus ou moins intense, puis violacée; enfin elles s'abcéderont, et se convertiront en autant d'ulcères scrofuleux plus ou moins considérables, de très-difficile guérison, très-sujets à se renouveler, et suivis de fâcheuses cicatrices, lorsqu'on aura été assez heureux même pour en obtenir la cicatrisation. Cette cachexie se sera-t-elle ainsi développée dans les organes qui constituent les articulations, il en résultera des caries, des exostoses (maladie et gonflement des os de ces parties), des luxations consécutives (déplacement lent et successif des extrémités des os de leurs cavités), et la claudication ou démarche boiteuse, peut-être la perte des membres par la nécessité, devenue indispensable, de les amputer.

Une phthisie pulmonaire, telle que celle dont je vous ai fait le récit dans la lettre précédente; le carreau (engorgement des glandes du bas-ventre qui font le plus immédiatement partie du système de la digestion) (1), pourront encore être les effets d'une disposition scrofuleuse développée selon que des mœurs dangereuses lui livreront une poitrine ou les viscères du bas-ventre tout à la fois irrités ou épuisés.

Ces nombreuses affections ne seront pas les seules qu'engendrera un tel tempérament, porté au dernier degré de viciation par de tels déréglemens ; il en naîtra encore une foule d'autres maux ; tels que des douleurs erratiques, des dartres, des ophthalmies ou inflammations des yeux de même nature, c'est-à-dire, d'essence scrofuleuse.

On sera surtout sujet à tant d'infirmités, dans l'enfance, dans la vieillesse, dans les vallées et autres lieux humides, situés au nord et au couchant.

Une peau blanche, douce et molle, des yeux bleus, des joues colorées, une grande vivacité d'esprit, sont généralement regardés comme autant de qualités personnelles qui semblent y annoncer de la disposition.

La constitution essentiellement lymphatique des femmes, comme je l'ai déjà dit, les y expose naturellement. On a remarqué que la phthisie tuberculeuse était surtout plus commune chez elles que chez les personnes de l'autre sexe.

(1) Baumes, *Mémoire sur l'amaigrissement des enfans.*

Quant au rachitisme, si les os ont de la tendance à se ramollir, ils se courbent en assez peu de temps. Ce changement a-t-il lieu dans ceux de la poitrine, elle se voûte ; elle s'arque outre mesure ; elle se déforme devant, derrière ou par côté. S'opère-t-il dans les os des bras, du bassin, des hanches, des cuisses, des jambes, les parties ou les membres à la bonne disposition desquels ils coopèrent si puissamment dans l'état sain, en reçoivent des difformités et une faiblesse plus ou moins incommodes, plus ou moins choquantes, selon le degré auquel le ramollissement est porté. Je vous ai cité cinq exemples à la fois d'une telle altération de tout le squelette, observés par le professeur Portal à la suite de dangereuses habitudes, et qu'il a insérés dans son *Traité sur le rachitisme* ou *la noueure des enfans.*

Le docteur Richard, cité par Petit, a également vu une semblable déformation de côtes portée au suprême dégre par la même cause.

J'ai été consulté par une femme qui était devenue bossue, c'est-à-dire, qui avait achevé sans doute de se courber (1) en un instant en por-

___

(1) De semblables courbures sont plus fréquentes chez les adultes mêmes qu'on ne le pense. J'en ai vu trois hommes atteints, et en périr en très-peu de temps ; le premier à la suite d'une chute, le second après un effort pour porter un fardeau, le troisième à la suite de douleurs dont on ne connaissait point bien la cause. Quant à la

tant un sceau d'eau ; elle présentait de fortes raisons de soupçonner ses mœurs. Mais si cet accident ne fut pas en elle le produit d'une habitude vicieuse, combien un tel penchant ne l'eût-il pas facilement occasioné !

Deux des plus grands chirurgiens de nos jours, le professeur Sabatier et M. le professeur Boyer, mettent cette imprudence au premier rang des causes les plus constantes de la carie et de la

manière d'agir des habitudes secrètes sur les os, pour en opérer le ramollissement, l'acte qui les constitue influant d'une manière pernicieuse principalement sur l'estomac, des forces altérées de cet organe résultent sans doute de mauvaises digestions ; de celles-ci une mauvaise nutrition ; et de cette dernière enfin, selon le plus ou moins de fixté de la vitalité des systèmes, les maladies dont ils sont susceptibles, les scrofules dans le système glanduleux lymphatique, l'ostéomalaxie dans le système osseux, et ainsi de suite touchant les autres tissus. Quant au rachitis en particulier, il se déclarera d'autant plus probablement, que .a viciation de la sensibilité glanduleuse aura précédé davantage. Car, les élémens de la nutrition devant en être de nouveau élaborés, et devant être du moins transmis au reste de l'économie par le système glandulaire lymphatique, l'intégrité d'action du genre d'organe qu'il constitue est de la plus grande nécessité pour le développement et le maintien naturels des os. Et telle est en effet la nécessité de cette intégrité pour l'état sain des os, qu'il n'est presque pas d'affection scrofuleuse grave qui n'en amène la carie et la destruction.

courbure des os, et en rapportent des exemples authentiques dans leurs traités précieux de chirurgie.

Un plus grand nombre de citations sur ce genre de maladies serait surperflu ; mais il se présente ici deux remarques par lesquelles je terminerai cette lettre.

Premièrement, de même que la phthisie pulmonaire, le rachitis a été plus souvent regardé peut-être comme un don fatal des parens aux enfans, qu'il ne l'était réellement, et sa véritable cause, l'habitude qui l'avait déterminé, souvent aussi sans doute a été méconnue.

Secondement, toutes les gibbosités ne doivent pas être attribuées néanmoins à des habitudes vicieuses ; elles peuvent être occasionées par une mauvaise nourrice dans la première enfance, de mauvais alimens plus tard, une habitation malsaine, le défaut d'exercice, une humeur goutteuse héréditaire, rhumatismale ou autre ; par des fièvres éruptives, des chutes sur le dos, ainsi que par beaucoup d'autres causes, et tout ce qui peut en général débiliter, et s'opposer au développement naturel et régulier du corps.

Bien loin de prétendre donc que l'on doive dédaigner ou blâmer toutes les personnes affligées de rachitisme, je pense au contraire qu'il en est chez lesquelles il est l'effet d'une destinée plus fâcheuse que méritée, et qu'on doit plaindre et dédommager de leur triste partage, par des égards et des procédés de bienveillance

Le reproche que l'on pourrait être porté à faire à quelques personnes sur leur mauvaise conformation, ne pourrait tout au plus être adressé. avec quelque justice, qu'à celles-là seules dont l'enfance ou la jeunesse n'aurait pas toujours été exempte de reproches.

On peut facilement distinguer celles qu'on ne doit que plaindre, de celles que l'on pourrait en même temps blâmer.

Les premières ont la tête très-développée relativement au reste du corps, les bras longs et comme tirés en bas. Les secondes ne présentent point ces particularités.

Les premières sont ordinairement gaies, vives, spirituelles (1). Les secondes, au contraire, joignent toujours une stupidité et une inertie extrêmes à leur difformité.

Toutes les fonctions, si l'on en excepte celle de la respiration, s'exercent assez bien chez celles-

(1) L'énergie prédominante du cerveau, selon quelques médecins, concentrant la plus grande partie des forces vitales dans cet organe, et abandonnant probablement les autres à l'action de la cause qui produit la maladie. (Roussel, *Système physique et moral*, etc.; Cabanis, *Rapports du physique et du moral, Influence des maladies;* et autres médecins.)

là ; toutes au contraire s'effectuent mal, languissent chez celles-ci.

Les unes enfin paraissent être constamment dans le cours d'une maladie grave , sont incapables de tout travail quelconque ; tandis que les autres n'ont point cet aspect, et peuvent se livrer journellement à des occupations plus ou moins pénibles, à l'étude, à la culture des sciences ou à la pratique des arts.

LETTRE VIII.

Maux d'estomac, suite des habitudes secrètes.

Vous venez de voir, intéressante malade, de simples dispositions à des convulsions, à la phthisie pulmonaire, au rachitis, converties bientôt, par l'erreur solitaire, en ces maladies elles-mêmes. Vous avez vu de simples dispositions à de cruelles maladies être en effet la source d'événemens les plus funestes, tandis qu'elles seraient peut-être restées sans conséquences, ou se seraient peut-être corrigées avec le temps, si les infortunées qui les renfermaient ne s'y fussent elles-mêmes opposées.

Voici la destinée des personnes dont l'estomac

est naturellement faible , glaireux , froid ou irri-
table : il leur survient des douleurs dans cet organe, des vomissemens, des coliques ; les digestions deviennent de plus en plus difficiles et
vicieuses. Les alimens qu'elles prennent ne sont
ni promptement, ni convenablement préparés à
l'assimilation ; ils ne les réparent, ni ne les nour-
rissent ; ils n'entretiennent point les forces ; elles
maigrissent journellement, quoique mangeant
quelquefois beaucoup ; une fièvre lente , née en
grande partie du dérangement de cette fonction ,
s'empare d'elles, et elles meurent d'épuisement.

Une personne qui éprouvait souvent des maux
d'estomac, qui avait entièrement perdu l'appétit,
et qui était très-mélancolique (cause qui prédis-
pose aux affections de l'estomac), au rapport du
docteur Federigo , voulait lui persuader que
les purgatifs étaient l'unique remède qui convînt
à son état. Ce médecin lui ayant fait diverses
questions sur son genre de vie , et ainsi de suite,
elle tâchait d'éloigner de lui les soupçons que de
pernicieux oublis pourraient bien être la cause,
ou du moins l'une des causes de ses incommodités. Mais les maux d'estomac étant augmentés,
elle lui avoua , avec beaucoup de peine, qu'elle
s'était laissé vaincre depuis quelque temps par
une passion secrète qu'elle n'osait déclarer. Des
fortifians, et le soin qu'elle prit de résister à sa
faiblesse, la guérirent parfaitement.

La constitution d'une telle femme est-elle molle, lâche ; les personnes de son sexe dans sa famille ont-elles eu quelquefois des pertes blanches, qu'elle s'attende à en être exténuée, l'imprudente ou la malheureuse solitaire qui, dans de telles circonstances, oubliera secrètement les lois de la chasteté.

On lit, dans la dissertation du médecin de Lausanne sur les dangers de cet oubli, ces paroles, extraites d'une lettre du professeur Stehlin, à un médecin de Bâle en Suisse. « Je connais aussi une jeune demoiselle de douze à treize ans qui, par cette détestable coutume, s'est attiré une consomption, le ventre gros et tendu, une perte blanche et une incontinence d'urine. Quoique les remèdes l'aient soulagée, elle languit toujours, et je crains les suites. »

Le docteur Federigo, dont je viens de vous citer une observation, rapporte encore la suivante dans le même ouvrage : « J'ai connu, dit-il, une femme qui, depuis plusieurs années, était atteinte d'une grande faiblesse et avait perdu tout-à-fait l'appétit. Une fièvre lente du soir l'avait réduite à une extrême maigreur ; ses yeux étaient enfoncés et pâles ; elle souffrait une chaleur très-pénible à la peau, et ne pouvait se tenir debout qu'avec beaucoup de peine ; un écoulement très-abondant augmentait de plus en plus la faiblesse ; elle était parvenue à un degré de marasme très-avancé. Tous les remèdes les plus actifs, par exemple, les martiaux, les décoctions de quinquina avec le lait, les eaux de Recovaro, furent inutiles. Elle finit ses jours, ayant été réduite à la plus déplorable consomption. J'eus beau la questionner relativement à sa manière de vivre, pour découvrir la cause de cette maladie, je ne pus y réussir : seulement un mois avant de mourir, elle m'avoua les larmes aux yeux, qu'elle-même avait contribué à sa propre perte en se livrant, presque constamment depuis plusieurs années, à une faiblesse secrète et meurtrière (1). »

J'ai été consulté, il n'y a pas très-long-temps, par une personne qui s'acheminait vers cet état par la même faute ; elle va faire ici le troisième exemple de chlorose ou pâles couleurs, et de leuchorée ou pertes blanches ; elle en fournira peut-être aussi un dans la suite de consomption dorsale et muqueuse, si elle persiste dans sa fatale habitude (2).

Elle m'avait appris que la plupart des femmes de sa famille étaient sujettes à des écoulemens blancs. Elle vivait dans la plus grande oisiveté ;

____

(1) Notes aux observations sur la phthisie pulmonaire.

(2) La fièvre hectique est le résultat de toute excrétion trop abondante et chronique d'un système, quelles que soient les causes de cette excrétion, nonobstant d'autres causes nombreuses de ce genre de fièvre.

elle avait environ trente trois ans ; son tempérament était éminemment lymphatique ; sa taille grande, fluette. On ne saurait donner une idée plus exacte de la couleur de sa figure qu'en la comparant à un morceau de satin blanc légèrement jauni. Elle se plaignait de douleurs entre les épaules et dans l'estomac ; ses mains étaient décharnées. Elle n'avait nul maintien, nulle grâce dans toute sa personne ; sa démarche était mal assurée ; elle perdait sans cesse en blanc.

Je lui déclarai, avec tous les ménagemens possibles, la raison secrète que je lisais en elle de la continuation de cet écoulement ; elle me répondit que ce que je pensais n'était pas : plus tard, elle m'apprit, d'une manière indirecte, qu'elle était effectivement atteinte d'une bien misérable habitude (1).

(1) Il n'est pas de flux de ce genre que ce défaut ne puisse produire. Voici les signes de quelques-uns, seulement de ceux dont l'histoire se trouve dans l'un des livres intitulés *des Maladies des femmes*, de la collection si connue sous le nom d'*œuvres d'Hippocrate*. Après avoir indiqué les causes qui leur donnent le plus souvent lieu, et avoir dit qu'il est de ces espèces de flux qui sont blancs, d'autres roux, d'autres rouges, l'auteur décrit ainsi un flux rouge : « Le sang coule en très-grande abondance, et sort parfois en caillots. Il survient de la douleur aux clavicules, aux tendons ; de la torpeur du corps et du froid dans les jambes ; quelquefois un écoulement du nez sur les dents et une sueur considérable, si le sang coule encore

LETTRE IX.

De la beauté chez les femmes. — Qu'elle s'altère par le désordre
des habitudes secrètes.

QUE doivent devenir les charmes de la jeune
personne au milieu de si nombreuses et de si

plus abondamment. Il se joint à ces symptômes des douleurs d'estomac, de très-grands refroidissemens, des déjec-
tions de bile noire, des démangeaisons ardentes. Les malades éprouvent souvent dans le même jour des frissons
et des sueurs, des convulsions, tantôt des parties supérieures
aux inférieures, et tantôt des douleurs aiguës et fortes des
parties inférieures aux aines, et procédant comme les douleurs de l'accouchement. Il y a quelquefois de la stran-
gurie ; la bouche est sèche, la soif presse ; la langue est
âpre ; les doigts des pieds sont contractés, les jambes et
les cuisses toujours distendues. La région des reins est
tourmentée par la douleur ; les mains sont impuissantes.
Lorsque les accidens en viennent à ce point, ils sont ordinairement suivis de distension de toutes les parties du
corps en avant, en arrière, depuis le sommet de la poitrine, ou les clavicules, jusqu'aux côtés du cou, depuis
les mâchoires jusqu'à la langue, depuis les talons et leurs
tendons jusqu'à l'épine, aux lombes ; et les malades, ne
pouvant résister à une si grande violence, périssent. »

Autre flux. « S'il s'est déclaré une fluxion dans la ma-

profondes altérations de la santé ! Ils ne peuvent que s'évanouir et disparaître comme l'éclat et les

trice, il en sort beaucoup de sang, soit liquide, soit à l'état de caillots. La douleur occupe constamment les lombes, les flancs, le bas-ventre. Le ventre est dur et douloureux au toucher. Le frisson, une fièvre aiguë, saisissent les malades. Il survient de la faiblesse. Tout souffre, excepté la partie supérieure des bras et les épaules. La chaleur s'empare de tout le corps, la face rougit, les veines deviennent dures et rénitentes. Cette maladie arrive surtout à la suite des fausses couches et des menstrues, qui apparaissent tout à coup avec violence après avoir été retenues pendant long-temps. » *L'égarement solitaire peut donner lieu à ces accidens.*

Autre flux. Il est une autre espèce de flux rouge qui coule semblable au sang des victimes nouvellement immolées, et mêlé de caillots transparens. (Hippocrate se sert ici d'une comparaison prise dans des usages de son temps.) Quelquefois ce flux sort en un liquide rouge. Le bas-ventre est tantôt élevé, tantôt atténué. Il s'affaiblit, il s'endurcit, il ne peut être touché sans douleur, de même que s'il était le siége d'un ulcère. L'on a de la fièvre, des frémissemens des dents. La douleur se propage dans la région des sexes, aux flancs, aux lombes, aux tendons, au ventre, à la poitrine et aux épaules. Enfin toutes les parties sont douloureuses ; l'on tombe dans la faiblesse et la pusillanimité ; la coloration change. Tels sont les signes qui assaillent d'abord les malades. Si l'on tarde à leur administrer les soins convenables, elles s'affaiblissent d'autant plus, la maladie s'accroît, les parties du corps naturellement déprimées s'élèvent, les pieds s'enflent.

Flux blanc. Le flux blanc coule comme l'urine blan-

formes gracieuses de la fleur qui se fane, à peine éclose ; ou, pour me servir d'une autre compa-

che d'une ânesse : les malades ont des tumeurs blanches sur la face ; les parties situées au-dessous des yeux s'enflent et prennent l'aspect de l'hydropisie ; les yeux eux-mêmes ne sont point d'une bonne apparence, ils sont sans éclat, larmoyans et stupides. La couleur du corps est pâle, pustuleuse ; le bas-ventre est enflé. Des pustules rougissant peu à peu, petites, aqueuses et malignes, se montrent sur les mâchoires, ainsi que des tumeurs lâches sur les jambes, et de telle manière que, si on les presse avec le doigt, on y imprime des marques comme on le ferait dans du ferment. Lorsque les malades sont à jeun, leur bouche se remplit de salive ; elles ressentent des douleurs d'estomac, et elles vomissent une eau comme acide. Si elles marchent dans des lieux inclinés, elles sont aussitôt saisies de suffocation, de strangulation, de froid dans les jambes, d'impuissance dans les genoux. Il leur survient des ulcères brûlans dans la bouche. La matrice est plus dilate qu'elle ne doit l'être, et un poids semble tomber sur son orifice comme du plomb. Des douleurs se font ressentir dans les cuisses. Toutes les parties inférieures sont frappées de froid, en commençant depuis le bas-ventre jusqu'aux pieds : les plantes de ceux-ci sont engourdies, et ne peuvent servir à la marche. Il est difficile de guérir de telles femmes de telles maladies ; car ce sont ordinairement celles qui sont âgées qui en sont attintes. etc.

Autre flux, et le dernier, dont je rapporterai ici la description. La femme qui en est affectée a un écoulement d'un blanc tirant sur le jaune. Elle éprouve une dysurie accompagnée de cuisson ; l'utérus, chez elle, est ulcéré, il est le siége de douleurs lancinantes. Elle a une fièvre

raison, que des mains impies attaquent un temple, qu'il tombe en ruine de toutes parts, les justes proportions, l'élégance et la majesté par lesquelles il plaisait à l'imagination, autant qu'il inspirait le respect, tout disparaît avec la perfection qu'il avait en sortant des mains de l'artiste, et que les années ne lui avaient point encore ravie.

La jeune fille ou la jeune femme est ce temple, et doit s'attendre à voir se détruire en elle tous les attributs de la beauté, lorsqu'une fois elle est tombée sous l'empire de la plus destructive des passions. Développement du corps et de la taille, grâce, fraîcheur, il lui faut tout abandonner, il n'est aucun avantage dont cette erreur ne la dépouille.

Vous les avez sans doute encore présentes à l'esprit, ces paroles de l'un des médecins célèbres que je vous ai nommés précédemment; c'est un arbre en fleurs desséché : « C'est un spectre ambulant, » nous a-t-il répondu au sujet des jeunes solitaires.

Mais, qu'ils sont différens, ces portraits dans lesquels éclatent, au contraire, si agréablement, tous les trésors de la santé chez la femme !

aiguë, beaucoup de chaleur, de la soif, de l'insomnie; l'esprit est troublé. Si elle fait quelque chose avec hâte, elle est aussitôt essoufflée, et ses membres sont comme brisés.

La considère-t-on à cet âge où les attraits de la jeunesse viennent remplacer les charmes de l'enfance ? Heureuse la jeune fille , quand elle en a conservé la pureté primitive , et quand , semblable à un lac ignoré dont l'eau limpide et tranquille fait l'ornement d'une belle campagne, son imagination n'a encore réfléchi que les cieux, la verdure et les fleurs ! Ce qu'il y a de plus aimable dans l'univers semble se réunir en elle.

> Voyez-vous s'avancer cette nymphe timide;
> La décence en secret à tous ses pas préside;
> Ses regards sont baissés , ses deux bras demi-nus
> Semblent nager dans l'air mollement soutenus.
> A peine de ses pas elle laisse la trace.
> L'innocence est son charme, et la pudeur sa grâce (1).

Dans la jeunesse parfaite (sans nous arrêter aux noms).

> Il ne manque à Vénus ni des lis, ni des roses,

dit La Fontaine ,

> Ni le mélange exquis des plus aimables choses,
> Ni ce charme secret dont l'œil est enchanté,
> Ni la grâce , plus belle encor que la beauté (2).

Qu'elles devaient avoir un noble aspect les

(1) Delille, poëme de l'*Imagination*, chant 5.
(2) La Fontaine, poëme d'*Adonis*.

femmes qui ont fourni les deux portraits suivans
à Virgile ! Il se proposait de représenter, dans le
premier, Vénus venant d'apparaître à Énée ;
dans le second, Didon partant pour la chasse.
Voici le portrait de Vénus :

> A ces mots,
> Elle quitte son fils ; mais aux yeux du héros
> Elle offre en détournant sa tête éblouissante,
> D'un cou semé de lis, la beauté ravissante ;
> De ses cheveux divins les parfums précieux
> Semblent en s'exhalant retourner vers les cieux.
> Sa robe en plis flottans jusqu'à ses pieds s'abaisse ;
> Elle marche, et son port révèle une déesse (1).

> Didon enfin paraît : d'un air majestueux
> Elle fend de sa cour les flots respectueux (2).

Si l'homme est le roi de la nature, certes en
voici la souveraine. Mais ces grâces, ces lis, cette
fraîcheur, cette majesté, ne sauraient se rencontrer chez des personnes consumées de maladies ; et ces portraits, offerts sous les noms flatteurs de *déesses*, ne sont pas cependant purement
imaginaires : ils sont ceux de personnes qui ont
réellement existé ; c'est ainsi que Racine peignait
l'intéressante Lavallière, dans *Bérénice*. Ainsi,
La Fontaine, en couvrant de lis et de roses Vénus,

(1) Virgile, *Énéide*, liv. 1, traduction de Delille.
(2) *Idem* et *ibid*, liv. 4.

dont Homère inventait l'attrayante ceinture il y a trois mille ans, ne l'avait pas assurément présente à ses regards ; mais il pensait sans doute à quelque jeune et vertueuse La Sablière. L'air majestueux de Didon, probablement aussi, était celui de quelque princesse de la cour d'Auguste, qui avait plus excité l'admiration de Virgile.

Mais je ne voulais vous montrer dans cette lettre que les charmes que la santé donne aux femmes, et je m'aperçois que les tableaux que j'avais cru les plus propres à vous en donner une image exacte, ne renferment pas moins de beautés morales que de beautés physiques. Les unes seraient-elles donc inséparables des autres ? La santé et la grâce du corps ne sauraient-elles donc exister sans l'innocence et la pudeur ? car la chasteté est fille de la pudeur, et l'on ne saurait jouir long-temps de la santé sans la chasteté.

Il y a bien long-temps aussi, que Socrate a dit qu'un beau corps promettait une belle âme ; et l'un des poëtes dont je viens de vous rappeler de si beaux vers, le peintre des Jardins, l'auteur des *trois Règnes*, n'a-t-il pas dit?

> Ah ! qui peut séparer la pudeur de la grâce?
> L'imagination de ses regards discrets
> A peine ose entr'ouvrir ses mystères secrets.
> Mais de son trouble heureux, de sa rougeur aimable
> Elle adore tout bas le charme inexprimable.

Le vice audacieux s'arrête à son apect,
Et le désir lui-même est glacé de respect.
Craignant ses propres yeux, elle-même s'ignore.
. . . .
. . . .
Et comme nous voyons délicate et craintive
Se flétrir sous nos mains la tendre sensitive,
Un mot, un geste, un rien, alarme ses appas.
Le cœur vole au-devant de son doux embarras;
Son silence nous plaît, sa froideur même enflamme,
Et la pudeur enfin est la grâce de l'âme (1).

Il n'est donc pas d'attraits dont la sagesse ne
puisse embellir les femmes. Elles ne lui doivent
pas les seules beautés que donne la santé, elle
remplit toute leur personne de charmes bien plus
puissans encore, c'est-à-dire de l'expression de
tous les sentimens aimables (2). Aussi, le don
d'enchanter qu'on leur a si souvent accordé, n'est
point une fiction, et c'est avec raison qu'un poëte
moderne a dit en parlant de l'auteur de la nature,
dans l'éloge qu'il fait de votre sexe,

(1) Poëme de l'*Imagination.*

(2) « Sentimens nobles et généreux, élévation d'âme,
passions sublimes, dit Lavater, vous changez, vous mo-
difiez la physionomie ; vous y gravez votre caractère aimable, et nécessairement l'expression habituelle du bon
doit effacer, tempérer la laideur (en supposant qu'elle
existe), et se convertir même en beauté. Vices, passions
méprisables, sensualité, intempérance et débauche, que
d'horreurs vous présentez à mes regards ! » (*Traité de
physiognomonie,* 1ᵉʳ vol. in-4ᵒ.)

Pour son dernier ouvrage il créa la beauté :
L'on sent qu'à ce chef-d'œuvre il dut s'être arrêté.

Que pouvait-il se proposer de créer de plus intéressant en effet, que l'être qui devait régner sur le cœur de l'homme lui-même?

LETTRE X.

Pouvoir des femmes. — De la pudeur et de la grâce. — De l'effet des habitudes secrètes sur la voix.

On doit aux femmes la justice de convenir qu'il en fut de tout temps un nombre infini de très-méritantes. Elles s'étaient concilié l'estime à un si haut degré chez nos ancêtres, les Gaulois (1), les Germains, qu'ils les regardaient comme des êtres divins. Rien ne pouvait excuser chez les premiers, l'oubli du respect envers elles. Ils permettaient de tout dire dans leurs repas, excepté d'y mal parler des femmes.

Sans doute c'était un hommage personnel qu'ils rendaient à de dignes compagnes ; mais c'en était un aussi assurément, qu'ils rendaient

(1) Tacite, *de Moribus Germanorum.*

à la pudeur et à la chasteté, non plus personni-
fiées, mais comme vertus. Sans doute ils pen-
saient aussi que la pudeur est la grâce de l'âme,
et ils ne voulaient pas que l'on y portât atteinte,
même par de simples discours.

Les femmes ont-elles perdu cette influence
en quelque sorte divine, dont elles jouissaient
chez les Gaulois, au rapport de tous les historiens?
Non; celles qui réunissent la chasteté et la
pudeur à la beauté, la conservent encore, et cette
espèce d'empire sera toujours l'apanage naturel
de telles femmes.

J'ai souvent ouï dire à une personne qui savait
les estimer, qu'elle ne se sentait jamais une confiance plus grande dans la Divinité, qu'elle ne se
reposait jamais plus sur la certidude de l'immortalité de l'âme, que lorsqu'elle se trouvait dans
la société d'une femme belle et vertueuse (1).
J'ai souvent aussi rencontré l'expression de ce
sentiment dans plus d'un écrivain.

Quelques philosophes anciens, et même les
plus recommandables, ont prétendu que notre
âme était un dieu même renfermé dans nos
corps (2). Je ne prononcerai pas à ce sujet; mais

(1) On trouve une espèce de développement très-élo-
quent de ce sentiment dans la *Philosophie de la nature,*
tom. 6.

(2) Épictète, *Manuel;* Platon, *le Phédon;* Marc-Aurèle,
Leçons de vertus; Cicéron, *Tusculanes.*

les plus doux rayons de la Divinité ne brillent assurément nulle part , autant que sur le front d'une femme digne de toute l'estime et de toute la tendresse d'un époux.

Un homme célèbre du siècle dernier a dit : « Toutes sortes de pensées douces , sublimes et comme pleines de la Divinité, se rallient à l'image que nous nous formons de l'âme de Socrate et de celle de Fénélon (1). » Il me semble encore que l'on ne saurait s'exprimer différemment, si l'on voulait retracer ce que l'on éprouve à la vue de la jeune fille, de l'épouse , de la mère de famille, douées de toutes les vertus de leur sexe et de leur état.

Mais pourquoi m'occupé-je à faire ici l'éloge de la pudeur? Sans contredit, ses traits ne peuvent point être séparés de ceux de la beauté; sans doute elle est une grâce , la plus touchante de toutes ; elle est, comme le dit une dame célèbre (la marquise de Lambert) à sa fille , un grand lustre à une jeune personne , mais elle ne vous est ni plus inconnue, ni plus étrangère que la grâce. Et d'ailleurs doit-on louer ce qui est si évidemment admirable ? Le beau, a dit un des hommes les plus sages qui aient jamais existé (et il se serait bien gardé d'oublier la pudeur

______

(1) Necker, *de l'importance des opinions religieuses,* chap. 15, p. 395.

dans cette maxime), le beau en tout genre l'est
par lui-même. Il se réduit à lui seul. La louange
n'en fait pas partie. Ainsi, rien ne devient meilleur ou pire par les discours d'autrui. Nous en
convenons pour ce qu'on appelle communément beau dans les productions matérielles de
la nature et de l'art. Mais, manque-t-il quelque
chose à ce qui est beau de sa nature? Non, pas
plus qu'à la loi, qu'à la vérité, qu'à l'humanité,
qu'à la pudeur; qu'y a-t-il là qui devienne beau
par la louange, ou qui soit altéré par le blâme(1)?

Dois-je davantage de même, vous parler de la
grâce en particulier? dois-je vous citer tout entier,
le joli portrait qu'en a fait le nouveau Zeuxis,
notre immortel Delille? Qui possède la grâce
comme vous, sans doute la connaît assez. Cependant ne fut-ce que pour vous montrer combien de traits aimables vous eussent été ravis, si
vous n'eussiez pas été secrètement chaste, permettez-moi de livrer encore à votre admiration
cette charmante description:

> L'univers enchanté
> Vit éclore un pouvoir plus sûr que la beauté,
> Qui toujours l'embellit, qui souvent la remplace,

dit Delille.

(1) Marc-Aurèle, *Pensées*, ou *Leçons de vertus*, que
ce prince philosophe se faisait à lui-même (chap. 22)
contre la vaine gloire. (Traduct. de Joly, 2ᶜ édit. *Paris.*)

Qui nous plaît en tous lieux, en tout temps : c'est la grâce.
Mais comment définir, expliquer ses appas?
Ah ! la grâce se sent, et ne s'explique pas.
Rien n'est si vaporeux que ses teintes légères;
L'œil se plaît à saisir ses formes passagères;
Elle brille à demi, se fait voir un moment;
C'est le parfum dans l'air exhalé doucement,
C'est cette fleur qu'on voit négligemment éclore,
Et qui, prête à s'ouvrir, semble hésiter encore.
L'esprit qui sous son voile aime à la deviner,
Joint au plaisir de voir celui d'imaginer.
L'imagination en secret la préfère
A la froide beauté constamment régulière.
Je ne sais quoi nous plaît dans ses traits indécis,
Que la beauté n'a point dans ses contours précis.
Où peut-on rencontrer sa forme passagère?
Est-ce chez la princesse? est-ce chez la bergère?
Partout où la nature, en dépit de notre art,
La fait naître en passant, et la jette au hasard,
Avec le même charme, aimable en toute chose,
Elle parle ou se tait, agit ou se repose.
De l'enfance naïve elle est le premier don,
La grâce lui donna son facile abandon (1).

Certes, tout cela est ravissant! Eh bien! ces traits si aimables, ces fraîches couleurs, douces filles du printemps de la vie et de l'innocence, cette taille élégante et flexible, la grâce que la nature ne jette bien en passant que sur votre sexe, ne sont pas encore tous les avantages de la jeune personne qui est chaste! Parmi les moyens de plaire, si libéralement prodigués aux femmes, car c'était le dessein de la nature qu'elles plussent, le don de leur voix n'est pas l'un des moins

(1) Poëme de l'*Imagination*.

agréables ni des moins puissans qu'elle leur ait fait. Si l'Etre suprême semble avoir mis dans la voix de l'homme le ton grave du commandement, on ne saurait douter qu'il n'ait mis dans celle des femmes l'accent plus délicat, et non moins avantageux, qui plaît, qui séduit et qui désarme; mais séduire et désarmer n'est-ce pas commander? Est-ce commander moins que commander par le plaisir et l'enchantement? Et n'a-t-elle pas aussi son éloquence, la bouche d'une femme vertueuse? En est-il même de plus persuasive que la sienne, qui touche mieux le cœur, qui inspire mieux les sentimens les plus honorables et les plus généreux, le courage et l'humanité?

On prétend que les Israélites éprouvaient une espèce de saint délire lorsqu'ils entendaient chanter les cantiques sacrés par leurs femmes. Ils prenaient, dit M. de Ségur, dans ces pieux momens, l'égarement secret de leur sens pour un pouvoir divin de ces mêmes épouses (1).

L'auteur du voyage sentimental, Sterne, dit d'Elisa: Elle parlait, le son de sa voix était un luth qui résonnait (2).

Un savant avoue qu'il fut forcé de renoncer au plaisir d'aller voir jouer une actrice célèbre,

______

(1) *Du caractère, des mœurs, de la condition, de l'influence des femmes, etc.*

(2) *Fragmens moraux* à la suite de *Tristram Shandy*.

afin d'arrêter les symptômes d'une passion violente que le charme de sa voix faisait naître en lui (1).

Telle est pourtant encore cette partie de sa belle dot naturelle, que la jeune fille qui a cédé, et n'a pas la force de résister à la plus dangereuse de toutes les erreurs, doit perdre ; car la voix des malheureuses solitaires devient souvent rauque, sourde, faible, et finit même par s'éteindre : ces lettres en offrent aussi plusieurs exemples. Si elle ne s'éteint pas entièrement, si elle ne devient pas même très-sourde, il est une de ses principales qualités qu'elle ne manque jamais de perdre, c'est sa fraîcheur, cette espèce de sonorité si agréable, qui faisait précisément retrouver à Sterne les accens d'un luth dans la voix de l'intéressante Elisa.

Cependant, tant d'attraits une fois détruits, qui les rendra? qui les remplacera? sera-ce la parure? Un si vain espoir ne saurait être permis. Rien ne supplée les dons de la nature. On ne reçoit qu'une fois les charmes de l'innocence. Il n'est pas de parure pour la femme sans mœurs ni vertus, fût-elle même cent fois plus belle encore que cette Grecque qui, se voyant sur le point de perdre un procès considérable, dévoila

______

(1) *Histoire naturelle et philosophique de la femme*, par le professeur Moreau, de la Sarthe, t. 1.

son visage, croyant toucher ses juges par sa beauté.

Non, « cela est ornement qui orne véritablement, et ce qui orne véritablement la femme, disait un sage, est ce qui la rend plus honorable ; et ce qui la rend ainsi, ce ne sont ni les joyaux d'or, les émeraudes, ni les pierres précieuses, ni les vêtemens de pourpre, mais tout ce qui la fait estimer honnête, sage, humble et pudique. »

Ah ! si les femmes qui oublient leurs devoirs pouvaient apprécier les avantages qui en accompagnent l'observation, elles ne se détermineraient jamais à de tels sacrifices !

Elles le font pourtant ce précieux abandon, les jeunes amantes de la solitude ; sans le savoir, elles ne sont plus chastes, l'innocence n'est plus leur charme, et la pudeur ne sera bientôt plus leur grâce.

LETTRE XI.

Traits auxquels on peut reconnaître une jeune personne qui se livre aux égaremens de l'habitude secrète.

De même que vous avez vu, jeune malade, que le médecin qui connaîtrait la constitution de telle ou telle personne atteinte de la faiblesse de la solitude, pourrait prédire assez exactement quelles maladies en seront les suites en elle, de même aussi l'on pourrait annoncer d'avance le genre d'altération que les traits d'une semblable personne subiront d'un tel égarement, selon le caractère naturel de sa figure. L'infortunée qui est ainsi la victime de ses sens ou d'une horrible corruption, a-t-elle une figure ovale, un front bien proportionné, des yeux pleins de dignité, se mouvant sous de belles paupières, et protégés par une double rangée de beaux cils, la voûte du nez agréablement dessinée, les joues pleines, un air noble et gracieux? On verra les tempes se déprimer, les pommettes saillir du haut des joues qui deviendront caves, le nez paraître plus grand qu'il ne l'était par l'amaigrissement des parties environnantes, le pourtour des yeux se creuser, et prendre une couleur livide et fatiguée, et toute cette physionomie qui était d'un beau dessein devenir difforme, souffrante, et réellement celle de la décrépitude.

Dans le moment même où je vous communique ces réflexions, une cloche funèbre annonce à toute une ville que de malheureux parens sont occupés à rendre les derniers devoirs de la sépulture à une déplorable enfant, qui, comptant à peine vingt-quatre ans, me fit douter, dans une visite que je lui rendis, si je ne voyais pas en elle une femme chargée de près d'un siècle.

Elle était affaissée, penchée en avant, et, comme on le dit communément, cassée. Sa figure était allongée, et singulièrement rapetissée ; ses yeux étaient grands, et marquaient l'égarement ; elle avait les pommettes (ou os des joues) très-saillantes ; l'extrémité du nez livide, bleuâtre, comme on l'observe chez beaucoup de vieillards. Deux rides très-grandes et très-profondes, partant de chaque aile du nez, allaient circonscrire en descendant jusqu'au menton de chaque côté, le contour de la bouche et les angles des lèvres, qui à leur tour étaient tirés en bas, ce qui donnait à toute la figure un aspect excessivement caduc, tandis que la bouche toujours entr'ouverte et les regards, ainsi que je les ai décrits, constamment comme étonnés, y ajoutaient le caractère de la stupidité. Le moindre mouvement la suffoquait ; elle ne pouvait prononcer que quelques paroles à voix basse, et long-temps les unes après les autres. Toute la partie supérieure de son corps, les bras et la poitrine étaient d'une maigreur effrayante ; le reste était infiltré d'eau et enflé.

Je n'ai eu le temps de lui faire que quelques visites. Chacun des sons de la cloche de mort qui parvient jusqu'à moi me fait gémir sur le sort de cette infortunée ; j'en écris en quelque sorte l'histoire sous sa lugubre dictée.

D'autres traits distinguaient-ils une autre victime de la même erreur? La coupe de son visage était-elle plutôt ronde qu'oblongue ; son nez relevé à sa pointe plutôt que faiblement courbé ou convexe, sa bouche moyenne, son teint ordinairement peu animé, sa peau blanche? que l'erreur de la solitude ôte à cette figure l'embonpoint, le peu de fraîcheur que la santé lui donnait pendant que cette personne était chaste; que la fièvre surtout, qui rend ordinairement scintillans les yeux des personnes en consomption, les anime chez celle-ci : on ne pourrait rien voir qui ressemblât davantage à l'extérieur sous lequel on représente la mort. Cette réflexion m'a souvent été suggérée par l'aspect d'une femme, entre autres, qui se trouve absolument dans ce cas, et d'après laquelle je trace ce portrait.

La dangereuse habitude entraîne-t-elle ses tributaires dans la tombe par la phthisie pulmonaire, ou au milieu des douleurs cruelles d'une affection cancéreuse? Dans le premier cas, les joues avalées, comme on le dit, et tout le *facies* de la phthisie pulmonaire, s'uniront aux traits caractéristiques de la passion homicide, et remplaceront la physionomie naturelle. Dans l'existence de la seconde affection supposée, ce sera le teint d'un jaune paille et l'air extrêmement souffrant qui accompagnent les dégénérescences cancéreuses, qui concourront à éloigner de plus en plus la physionomie des malades de son état primitif, et à leur en former une toute particulière.

Il en sera de même des scrofules, du scorbut, des affections organiques du cœur, ainsi que de beaucoup d'autres maladies ; elles augmenteront la difformité de la figure de tous les traits qui leur sont propres, lorsque quelques prédispositions et l'erreur des malades les auront produites ou développées.

Les affections organiques particulières dont je viens de parler, ne se déclarent pas toujours chez les imprudentes solitaires ; une décoloration définitive, la maigreur et la perte irréparable des forces quelquefois, sont les seuls fruits de leurs mœurs ; ainsi déchues, elles ont quelquefois assez long-temps à se survivre pour ainsi dire à elles-mêmes. On voit ce prodige. Quelle est alors l'existence des personnes tombées dans cet état ? Celle du dernier âge de la vie, de la vieillesse même la plus triste ; car, dès qu'une femme n'a plus ni forces, ni voix, ni grâce, ni fraîcheur, n'eût-elle que vingt ans, la vieillesse, sans contredit, est arrivée pour elle. Cette femme, on ne peut s'empêcher de le reconnaître, est une vieille femme, puisqu'il ne lui reste aucun des attributs de la jeunesse.

L'un des auteurs qui ont le plus judicieusement et le plus agréablement parlé du physique et du moral de la femme, représente ainsi sa vie tout entière; « L'œil ne peut suivre, dit **Roussel**, toutes les nuances par lesquelles passe un arbre depuis le moment où la chaleur féconde du printemps vient le ranimer et le rendre à la végétation, jusqu'à celui où les premières rigueurs de l'hiver viennent le dépouiller des bienfaits de la première saison, et le replonger dans l'inertie et l'anéantissement; mais il est aisé d'apercevoir les circonstances les plus frappantes de son développement : on saisit avec d'autant plus d'avidité l'instant où les bourgeons commencent à entr'ouvrir l'écorce de cet arbre, et à mêler leur tendre verdure au fond brun ou grisâtre de ses branches, qu'on était las du froid repos où la nature était depuis long-temps ensevelie. Ils donnent le signal de son réveil; ils annoncent que tout va revivre et prendre une face riante; et s'ils sont encore peu précieux en eux-mêmes, ils intéressent par les avantages qu'ils promettent. Notre cœur s'émeut en les voyant; il semble recevoir en lui-même un surcroît de vie, et participer à l'impulsion qui les fait naître. Cette impression agréable se prolonge en détournant notre vue des progrès insensibles qu'ils font tous les jours, jusqu'au moment où les feuilles, confondues avec les fleurs, viennent frapper tous nos sens, et livrer notre âme à une douce extase à l'aspect d'un concours si singulier de beautés ravissantes. Cet état se dissipe aussi promptement que les causes qui l'avaient produit; les feuilles acquièrent bientôt une couleur plus foncée, et prennent une teinte moins tendre et moins touchante ; les fleurs se ternissent, et font place aux fruits qui doivent leur succéder et nous consoler de leur perte. Cette troisième époque ouvre notre âme à un nouveau genre de sensations: la vivacité des premières s'émousse; mais elle est remplacée par cette satisfaction moins impétueuse et plus permanente, qui accompagne une paisible jouissance. On la savoure avec un plaisir plus pur que vif; elle remplit l'âme sans l'agiter. Enfin les fruits disparaissent à leur tour, et ce vide annonce que cet arbre, qui nous charmait quelques mois auparavant par son agrément autant que par sa fécondité, ne sera bientôt qu'un tronc stérile. Cependant, on se hâte de jouir de l'ombrage imparfait qu'il fournit encore ; mais on envisage sa décrépitude prochaine avec une amertume qui n'est adoucie que par le souvenir des plaisirs passés que nous lui devons.

» Telle est l'image de la femme. Quoiqu'elle change depuis sa naissance jusqu'à son dernier moment, il n'est guère possible de s'arrêter que sur quelques époques principales de sa vie, aussi remarquables par les différens caractères avec lesquels elle s'y montre, que par les diverses impressions qu'elle fait sur nous dans ces différens temps. »

Rien, en effet, n'est plus vrai que cette marche graduée et imperceptible de l'existence de la femme, si on voulait la suivre de moment en moment, depuis le jour qui la voit naître comme un tendre arbuste, jusqu'à celui où, après avoir été privée par le temps de tous les avantages qui en faisaient l'ornement de la terre, elle doit cesser d'être. Ses différens âges, chacun de ses instans ne sont, pour ainsi dire, que de courts solstices; rien ne paraît avoir changé en elle de la veille au lendemain, bien cependant qu'elle ne soit pas restée stationnaire. Rien n'est plus juste que ce parallèle des états enchanteurs par lesquels elle passe dans une douce progression, avec les différens phénomènes ou les différentes manières d'être que les jours et les saisons développent dans l'arbre ; avec le premier réveil de celui-ci, ses fleurs, ses fruits, ses états permanens en apparence : rien n'est plus juste que ce parallèle entre les nuances différentes et successives de son feuillage et les nuances du teint chez la femme ; entre leur décoloration, leur vieillesse, leur caducité. Rien n'est plus exact que ce récit des différentes émotions que l'on éprouve, non point en tenant les yeux constamment fixés sur cet arbre, mais en y reportant les regards d'intervalles à intervalles.

Eh bien ! que ce charmant végétal n'existe plus désormais que sous l'influence secrète d'une cause éminemment destructive, cette série d'aspects si touchans qu'il offrait avant est bientôt interrompue : il n'offre bientôt plus qu'un feuillage rare et flétri ; il languit, il se dessèche, et périt après avoir attristé plus ou moins long-temps de son triste ombrage le champ qu'il devait embellir.

Telle est aussi l'existence promise à la jeune fille qui n'est point sage. Qu'elle jette les yeux sur le premier de ces deux tableaux, elle verra de suite en quelque sorte, infortunée hamadryade, ce qu'elle retranche de ses jours et du beau rôle qu'elle était appelée à jouer, selon l'époque de sa vie où elle cesse d'être chaste: car dès-lors plus de teint de rose et de lis ; cette fleur du tempérament, qui, éclatant doucement à côté des ondes d'une belle chevelure, représente ce touchant mélange des feuilles confondues avec les fleurs. Plus de saisons pour elle, plus de solstices, plus de passages insensibles d'un état ravissant à un état plus ravissant encore. Au lieu de parcourir ainsi le nombre d'années qui lui étaient destinées, elle ne s'avancera le plus souvent que d'un dépérissement à un dépérissement toujours plus grand que celui qui l'aura précédé, et, pour ainsi dire, que d'une chute à une autre chute : car si tout change continuellement, si tous les êtres se détériorent sans cesse, la nature a voulu aussi que ceux-là seuls ne se détériorassent qu'imperceptiblement, qui vivraient selon sa sagesse et sa sainteté.

Ainsi les solitaires appellent bien véritablement avant le temps, avec son triste cortége, la vieillesse déjà si hâtive, pour les femmes surtout. Ainsi, elles ne font qu'apparaître à la vie, les malheureuses victimes de la solitude, comme cet homme qui fut rejeté du banquet du roi, parce qu'il n'était pas revêtu de la robe nuptiale, c'est-à-dire, dans le sens des livres sacrés, parce qu'il n'était pas orné de vertus.

LETTRE XII.

Lettres de jeunes personnes qui se livraient aux habitudes secrètes.

JE ne vous ai presque fait connaître jusqu'à présent les conséquences funestes de l'habitude solitaire que d'après les rapports des grands hommes dont j'ai invoqué le témoignage, voici maintenant quelques lettres, ou les aveux touchans de plusieurs victimes elles-mêmes de ce dangereux égarement.

Avant de les placer ici, cependant, ces lettres affligeantes, je vous ferai observer, comme je l'ai fait au sujet des paroles des divers médecins que je vous ai cités, que, si l'on court le danger d'éprouver tous les maux qui y sont retracés, en persistant dans la faute qui les produit, on s'épargne un nombre d'autant plus grand de ces maux, on peut d'autant plus espérer de recouvrer la santé que l'on a plus ou moins promptement la force et la sagesse de s'arracher à la passion qui a toujours de si graves résultats.

Ces lettres renferment même quelques exemples de guérisons ; mais je dois aussi le déclarer, on n'en obtient en général qu'un très-petit nombre.

PREMIÈRE LETTRE

de l'une des déplorables victimes de l'égarement de la solitude au médecin Tissot, dont elle implorait les secours.

J'AI eu le malheur, monsieur, dès ma tendre jeunesse, entre, je crois, huit à dix ans, de contracter une pernicieuse habitude, qui de bonne heure a ruiné ma santé, mais surtout depuis quelques années. Je suis dans un accablement extraordinaire; j'ai les nerfs extrêmement faibles, mes mains sont toujours tremblantes et dans une sueur continuelle. J'ai de violens maux d'estomac, des douleurs dans les bras, dans les jambes, quelquefois aux reins et à la poitrine ; souvent de la toux. Mes yeux sont toujours faibles et cassés ; mon appétit est dévorant, et cependant je maigris, et j'ai tous les jours plus mauvais visage (1).

DEUXIÈME LETTRE

d'une autre victime.

J'ai contracté fort jeune une affreuse coutume qui a ruiné de bonne heure mon tempérament. Je suis accablée d'embarras, de tournoiemens de tête qui m'ont fait craindre l'apoplexie. J'ai la poitrine serrée, et par conséquent la respiration gênée. J'ai fréquemment des douleurs d'estomac, et je souffre successivement par tout le corps. Je suis tout le jour assoupie et inquiète. Pendant la nuit mon sommeil est troublé et agité, et il ne me répare point. J'ai souvent des démangeaisons; je suis pâle, et j'ai les yeux affaiblis et douloureux, le teint jaune, la bouche mauvaise (2).

TROISIÈME LETTRE.

Je ne puis faire deux cents pas sans me reposer; ma faiblesse est extrême. J'ai des dou-

(1) *Dissertation.*
(2) *Ibid.*

leurs continuelles dans tout le corps, mais surtout dans les épaules. Je souffre beaucoup de maux de poitrine. J'ai conservé de l'appétit ; mais c'est un malheur, puisque j'ai des douleurs d'estomac dès que je mange. Si je lis une page ou deux, mes yeux se remplissent de larmes, et me font souffrir, et j'ai souvent des soupirs très-involontaires (1).

QUATRIÈME LETTRE

renfermant un exemple de désespoir.

. . . .

. . . .

Si la religion ne me retenait, j'aurais déjà terminé une vie d'autant plus cruelle qu'elle l'est par ma propre faute (2).

En effet, peut-on concevoir une existence plus désespérante que celle dont je vais transcrire ici une des dernières scènes, et la crainte d'ajouter un crime, pour ainsi dire, à un autre crime ne devait-elle pas seule empêcher la personne qui était si cruellement punie, de terminer elle-même plus promptement ses jours? Au reste, en aurait-elle eu le pouvoir?

(1) *Dissertation.*
(2) *Ibid.*

C'est encore le célèbre médecin Tissot qui rapporte ce fait ; je vais le laisser parler lui-même :

. . . .

« Le mal n'avait d'abord fait chez cette personne que des progrès lents et journaliers ; mais, plusieurs mois avant sa mort, elle ne pouvait plus se soutenir sur ses jambes, elle ne pouvait plus remuer seule les bras ni les mains. L'embarras de la langue augmenta, et elle perdit tellement la voix, qu'on ne pouvait l'entendre qu'avec beaucoup de peine. Les muscles extenseurs (c'est-à-dire releveurs de la tête) la laissaient continuellement tomber sur la poitrine. Elle avait toujours de l'inquiétude dans les reins. Le sommeil et l'appétit diminuèrent successivement. Les derniers mois de sa vie, elle avait beaucoup de peine à avaler. Depuis Noël, il lui survint de l'oppression avec une fièvre irrégulière. Les yeux s'éteignirent singulièrement. Elle était, quand je la revis, tout le jour et une grand partie de la nuit, sur un grand fauteuil, penchée en arrière, les jambes étendues sur une chaise, la tête tombant à chaque instant sur la poitrine ; ayant toujours une personne debout auprès d'elle, sans cesse occupée à la changer d'attitude, à lui relever la tête, à l'alimenter, à lui donner du tabac, à la moucher, à écouter attentivement tout ce qu'elle disait. Les derniers jours de sa vie, elle était réduite à prononcer lettre par lettre, et on

les écrivait au fur et à mesure qu'elle les pro-
nonçait (1). »

*Fragmens d'une lettre qui m'a été écrite le 2
décembre 1816.*

.   .   .   .

.   .   .   .

« Cette habitude m'a jeté dans la plus affreuse
situation. Je n'ai pas le moindre espoir de conserver quelques années de vie. Je m'alarme tous
les jours. Je vois avancer la mort à grands pas.

.   .   .   .

.   .   .   .

Je vous confie le reste de mes jours; peut-être
le peu de racines qui me soutiennent encore
pourront-elles se revivifier par vos soins et mon
zèle à suivre vos conseils.

.   .   .   .

.   .   .   .

Depuis ce temps j'ai été atteint d'une faiblesse
qui s'est toujours augmentée. Les matins, lorsque je me levais, il y a quelque temps, j'éprou-
vais des éblouissemens. Mes membres faisaient
entendre dans toutes leurs jointures un bruit
semblable à celui d'un squelette qu'on agiterait.
Quelques mois après, malgré tous les ménage-

(1) *Dissertation.*

mens possibles, j'ai toujours, les matins en sortant de mon lit, craché et mouché du sang, tantôt vif, tantôt décomposé. Je me suis senti des attaques de nerfs qui ne me permettaient pas de remuer les bras. J'ai eu des étourdissemens, et de temps en temps des maux de cœur. La quantité de sang que je rends, comme je viens de vous le dire, va toujours en augmentant. J'ai les membres petits. Je n'ai ni grandi, ni grossi. Je suis maigre, sans conception. Les matins surtout, il me semble que je sors de terre. Je ne retire aucun suc des alimens. Je me sens quelquefois piqué au creux de l'estomac, entre les épaules, et je commence à respirer difficilement. Depuis trois mois, j'ai une agitation continuelle dans les membres à mesure que la circulation de mon sang se fait. La moindre montée, la moindre promenade me fatigue. Je suis tout tremblant, les matins surtout. »

Fragmens d'une autre lettre, ou autre mémoire, de la même personne, du courant de février suivant.

. . . .

. . . .

« Je suis dans ma vingt et unième année; je crains les effets du printemps; je n'ai pas la peau si brûlante qu'autrefois.

. . . .

. . . .

J'ai toujours les bras extrêmement minces ; mes veines sont devenues imperceptibles, elles ne paraissent plus remplies de sang.

Malgré tous les soins que je pourrai prendre, Je ne crois pas pouvoir jamais me former un tempérament fort et irrésistible. Jamais mes membres ne prendront leur grosseur.

Depuis quelque temps il me paraît que je deviens courbé et voûté, et que je sue facilement derrière le dos.

J'ai toujours le sang fortement agité ; car, que je sois couché ou debout, le mouvement de mon sang et de mon pouls m'agitent continuellement, surtout les membres et la tête, et j'éprouve des surdités lorsque je reste long-temps baissé. Je suis un peu enrhumé, mais je regarde cela comme peu de chose. »

Cette personne se trompait ; ce qu'elle ne prenait ici que pour un rhume, était un commencement de l'affection de la poitrine et des organes de la voix, qui manquent si rarement de s'altérer, surtout chez les jeunes personnes, par la fatale conduite qui avait jeté celle-ci dans l'état déplorable qu'elle me peignait en traits si vifs et si frappans.

Elle m'avait déjà appris ailleurs qu'elle avait

aussi rejeté de l'estomac, selon elle, pendant quelque temps, de petites concrétions semblables à des miettes de pain extrêmement fétides. Ces concrétions venaient très-probablement de la poitrine ; elles précèdent quelquefois la phthisie (1).

Craignant que ses lettres ne s'égarassent, et que l'on n'apprît dans le monde que c'était pour elle qu'elle était en correspondance avec moi (crainte qui est toujours portée au plus haut degré dans les maladies de cette espèce), cette personne employait presque toujours en m'écrivant quelque artifice pour n'être reconnue, en cas d'accident, que de moi seul. Quelquefois elle ne se bornait pas à m'écrire seulement en anonyme, elle feignait encore de m'écrire au nom d'un second anonyme même. Telle fut cette fois la manière dont elle s'y prit pour ne se faire connaître que de son conseil. Innocente et éloquente ruse qui condamne manifestement le vice, et fait bien l'éloge des bonnes mœurs. La vertu ne cherche

(1) On trouve, dans le livre 2 *des Maladies*, des œuvres hippocratiques, la description d'une phthisie dans laquelle on lit ce passage : « On y remarque du pus qui ressemble à des grains de grêle. (1) » Cabanis fait mention, dans un *Mémoire sur les affections catarrhales*, de malades menacés de phthisie pulmonaire, qui rendaient en crachant des excrétions analogues à celles-ci.

(1) **Édition de Foës.**

ni à se montrer ni à se cacher. Mais enfin, agir comme le faisait ici la personne qui m'écrivait, c'était bien déclarer aussi qu'elle ne méconnaissait pas la vertu, et qu'elle eût bien voulu ne l'avoir jamais oubliée.

Lettre du 26 juillet, même année que la précédente.

MONSIEUR,

« Depuis que je ne vous ai écrit, il y a un peu de changement en bien dans la personne de Mlle *** que vous soignez. Je l'ai vue il y a quelques jours. Elle m'a prié de vous écrire à son égard, et de vous apprendre qu'elle prend des forces, se tenant dans une très-grande surveillance. Elle mouche toujours du sang. Elle n'a éprouvé depuis plus d'un mois et demi que deux légères irritations, et maintenant même, sans le secours des remèdes, elle n'en éprouve plus. Elle ne craint déjà plus tant la fatigue. Cependant, son tremblement et sa perte de sang par le nez sont toujours à peu près les mêmes. Elle ne croit pas même pouvoir se défaire de ce tremblement qu'elle éprouve par tout le corps de la circulation du sang. Elle m'a dit qu'elle avait eu en se levant les lèvres un peu blanches les matins, et qu'elle apercevait dans ses yeux

des taches rouges qui disparaissaient quelquefois un peu, d'autres fois entièrement pendant
la journée; qu'elle avait quelquefois bien mauvaise mine, qu'elle est aussi enrouée. Ayant
mangé quelques-uns des premiers fruits, elle
en a éprouvé des espèces de tiraillemens dans
l'estomac, qui lui gênaient la respiration. Les
taches qu'elle aperçoit dans ses yeux l'in-
quiètent. »

Le tremblement et l'agitation dont cette personne se plaint si souvent dans ses lettres, et
qu'elle paraît attribuer au cours du sang, étaient
les signes d'un état d'irritation et d'un affaiblissement extrême de ses nerfs. Le sang qu'elle
mouchait et crachait toujours, malgré la diminution de quelques autres symptômes, et le
commencement même du retour des forces, ainsi
que les taches rouges qui se manifestaient quelquefois dans ses yeux, pouvaient encore avoir
leur cause éloignée dans une disposition au scorbut. Cette disposition existait dans la famille de
cette personne, et pouvait très-bien avoir été développée en elle par son habitude.

LETTRE XIII.

Du désordre des facultés intellectuelles, produit par les habitudes secrètes.

JE vous ai cité dans les lettres précédentes la comparaison que deux médecins ont faite de la femme avec un arbuste en fleurs, et vous avez remarqué tout ce qu'il y avait de judicieux et de gracieux dans ce rapprochement ; mais il est une faculté (sans parler en ce moment de bien d'autres encore) qui élève singulièrement l'un de ces deux arbustes au-dessus de l'autre : c'est celle de penser, tantôt avec délicatesse, tantôt avec dignité. La passion qui porte des atteintes si profondes à la santé, ainsi qu'à la beauté, respecte-t-elle du moins l'intelligence ? Plusieurs fois déjà, dans ces lettres, des médecins recommandables et d'infortunés malades, ont répondu à ce sujet. Mais accordons-lui encore quelques instans.

« Si j'interroge de nouveau quelques médecins observateurs, ce qui résulte de plus déshonorant de l'erreur solitaire, dit le premier, le docteur Campe, pour un être né pour penser, c'est le prompt et entier délabrement de toutes les facultés intellectuelles. Les jeunes personnes même chez lesquelles tout amour pour les travaux de l'esprit n'est pas encore éteint, n'ont plus la force de réfléchir et de fixer leur attention sur un objet : leur mémoire, qui à leur âge est ordinairement si tenace, est affaiblie au point qu'elles ne peuvent se rappeler ce qu'elles viennent de lire ou d'entendre ; leur imagination est si désordonnée, que, soit en veillant, soit en dormant, elle ne produit plus rien que d'impur ; tout sentiment du bon et du beau dans la nature, qui nous procure tant de momens de jouissance, s'est effacé de leur cœur. Rien ne fait plus d'impression sur elle, ni la vue d'une belle campagne, ni le spectacle d'une belle nuit d'été, ni le soleil levant. La conscience de leur propre incapacité pour toutes les occupations utiles les éloigne de plus en plus de la société : peut-être craignent-elles qu'on ne lise leur crime sur leur front. »

« Les malheureuses victimes de ce penchant, dit un autre observateur, le docteur Vogel, en viennent insensiblement à perdre tout ce qu'elles avaient reçu de facultés morales ; elles acquièrent un extérieur hébété, sot, embarrassé, triste, mou ; elles deviennent paresseuses, ennemies et incapables de toute fonction intellectuelle : toute présence d'esprit leur est interdite ; elles sont décontenancées, troublées, inquiètes aussitôt qu'elles se trouvent en compagnie : elles sont au dépourvu, et même aux abois, s'il leur faut répondre à un enfant. Leur âme affaiblie succombe sous la moindre tâche : leur mémoire s'altérant tous les jours de plus en plus, elles ne peuvent comprendre les choses les plus communes, ni lier ensemble les idées les plus simples : les plus grands moyens et les plus sublimes talens se trouvent bientôt anéantis. Des connaissances précédemment acquises, l'intelligence la plus exquise deviennent nulles et ne donnent plus aucun produit; toute la vivacité, toute la fierté, toutes les qualités de l'âme par lesquelles ces malheureuses personnes subjuguaient ou attiraient ci-devant, les abandonnent et ne leur laissent plus d'autre partage que le mépris : le pouvoir de l'imagination a pris fin pour elles; il n'y a plus aucun plaisir qui les flattent; mais, en revanche, tout ce qui est peine et malheur sur le reste du globe semble leur être propre : l'inquiétude, la crainte, l'épouvante, qui sont leurs seules affections, bannissent toutes sensations agréables à leur esprit : les dernières crises de la mélancolie et les plus affreuses suggestions du désespoir finissent ordinairement par avancer leur mort, ou bien elles tombent dans une entière apathie, et, ravalées au-dessous des animaux qui ont le moins d'instinct, elles ne conservent de leur espèce que la figure ; il arrive même très-souvent que la folie et la frénésie la plus complète sont ce qui se manifeste d'abord. »

Une lettre, parmi beaucoup d'autres écrites à ce sujet au célèbre médecin de Lausanne, n'atteste que trop encore l'exactitude de ce nouveau témoignage. On lit le passage suivant : « Le sentiment est considérablement émoussé chez moi, le feu de l'imagination extrêmement ralenti, le sentiment de l'existence infiniment moins vif ; tout ce qui se passe à présent me paraît un songe ; j'ai plus de peine à concevoir et moins de présence d'esprit. »

Ces tableaux ne sont exagérés ni de la part des médecins, ni de celles des malades. Le cerveau étant l'organe, ou, si vous le préférez, le sanctuaire de la pensée, on conçoit aisément que l'abolition de l'entendement puisse résulter d'habitudes vicieuses ; ou les nerfs irrités transmettent d'abord leur irritation au cerveau, et il s'altère ensuite avec eux ; ou l'estomac, épuisé ou dépravé par ce même égarement, ne maintient plus le cerveau dans l'état sain. Dans l'un et l'autre cas, comment ses fonctions ne seraient elles pas troublées ?

On voit effectivement par l'énumération des causes de toutes les espèces d'aliénations mentales, par laquelle M. le professeur Pinel, médecin en chef d'un hospice qui contenait dix-huit cents aliénés, commence l'histoire de chacune de ces maladies, que l'une de leurs causes les plus communes se trouve dans des habitudes vicieuses.

Lewis, médecin anglais, signalant l'action de la même erreur sur les facultés morales, s'exprime de la manière suivante : « L'âme se ressent des maux du corps, mais surtout de ceux qui naissent de cette cause. La plus noire mélancolie, l'aversion pour tous les plaisirs, l'impossibilité de prendre part à ce qui fait le sujet de la conversation, le sentiment de leur propre misère, et le désespoir d'en être les artisans volontaires, la nécessité de renoncer au bonheur du mariage, sont les idées cruelles qui contraignent ces êtres infortunés à se séparer du monde, et à chercher souvent la fin de leurs maux dans le crime du suicide. »

« Je ne crois pas que jamais créature humaine ait été affligée d'autant de maux que je le suis (écrivait à Tissot une personne tombée dans le vice de la solitude); sans un secours particulier de la Providence, j'aurais bien de la peine à supporter un fardeau si pesant. »

Si rien ne désenchante autant la vie que les mauvaises mœurs en général, l'observation atteste effectivement que cela est surtout vrai des mauvaises mœurs secrètes. Tendres sentimens, aimables prestiges, douces illusions dont la jeunesse emprunte quelquefois son nom, et si souvent son bonheur (on appelle souvent la jeunesse l'âge des illusions); voluptueuse admiration de l'univers pour qui sait l'observer, ravissante magie, mystérieuse et touchante influence sur notre âme du retour des saisons, ombrages et silence des bois si propices à de sages lectures, douce et innocente satisfaction de l'amour-propre en apprenant chaque jour quelque chose d'excellent, tout s'évanouit, tout disparaît au milieu de semblables mœurs; et cela doit-il étonner? Le prévoyant auteur de la nature semble avoir placé chez l'espèce humaine, pour veiller à son bonheur, deux aimables divinités armées chacune d'un prisme admirable, l'imagination et l'espérance. On dirait qu'elles ont reçu l'ordre, l'une de colorer, du moins parfois, les tristes landes; l'autre quelques-uns des horizons si divers de notre vie; et rien cependant ne détruit plus l'imagination et toute espérance que l'oubli secret de la chasteté.

Eh! comment un corps accablé d'infirmités et défaillant de toutes parts, pourrait-il renfermer en soi une âme vigoureuse et satisfaite? et qu'est-ce alors que la vie, je le demande, quand rien n'y parle plus à l'imagination ni au cœur; quand on n'y rencontre plus, pour parler le langage des poètes, le plaisir en fleurs, l'espérance, qui est déjà une jouissance qui console et qui soutient ; quand il n'est plus de sentiment que celui de la douleur? Ce que doit être la vie alors? Une agonie au milieu d'un désert.

La femme, plus sensible que robuste, dont la constitution rend les organes plus actifs que forts, dont la finesse de tact et la pénétration rapide, mais aussi peu susceptible de fixité, caractérisent l'esprit; la femme semble précisément organisée pour éprouver avec la plus grande facilité ces profonds abattemens de l'âme, au-delà desquels il n'est plus que le désespoir ou l'entier anéantissement des facultés intellectuelles. A la vérité, si, par la nature de leur organisation, les passions tristes font sur les femmes des impressions vives, en revanche elles sont peu durables; mais lorsque l'égarement solitaire est chez elle la cause de semblables passions, cette cause continuant à reproduire les mêmes effets, soit moraux, soit physiques, les imprudentes qui s'y abandonnent ne sauraient trouver de diminution, et encore bien moins échapper entièrement à leurs maux par cette flexibilité particulière même de leur constitution. Il ne leur reste toujours d'autre appui que leur faiblesse et leur délicatesse naturelle, et la statistique médicale en général, présente effectivement un nombre beaucoup plus grand de femmes que d'hommes affectés d'aliénations mentales.

LETTRE XIV.

Que les habitudes secrètes peuvent produire la démence. — Exemples cités. — Le docteur Vogel.

Si l'on peut dire avec quelque justesse d'une personne qui jouissait autrefois de la santé, de la beauté, ainsi que de toutes les grâces qui peuvent la rehausser, et qui en est actuellement privée, qu'elle se survit à elle-même, comment exprimer l'état de la personne qui non-seulement a perdu ses premiers avantages, mais encore toutes les facultés intellectuelles; qui est totalement différente au physique de ce qu'elle était précédemment, et qui n'a plus d'existence morale? Le premier mode d'être, l'existence physique, n'étant plus le même; ce qui constitue principalement l'existence morale, le sentiment ou la perception raisonnée du *moi* intérieur, ne se trouvant plus en elle, on ne peut pas même dire qu'elle se survit, et cependant elle n'a pas encore cessé d'être.

Voici encore quelques exemples de ce pouvoir de la malheureuse passion dont il s'agit; ils sont les preuves de l'exactitude de tout ce que contient la lettre précédente.

Une habitude secrète avait produit un tel désordre dans la raison de mademoiselle ***, agée de vingt-deux ans, et d'une très-grande beauté, que, sa situation étant au-dessus de la douleur morale et des soins qu'il est au pouvoir de la tendresse des meilleurs parens de supporter et de prodiguer, on avait été obligé de la placer dans une maison de force. Elle y était déjà depuis quelque temps, lorsque le docteur de Bienville, qui avait vécu précédemment en intimité avec la famille de la malade, et qui était absent depuis plusieurs années, arrive. Il va rendre visite au père de mademoiselle *** : ne la voyant point paraître, il demande à la saluer. Le malheureux père lui répond qu'il voit bien qu'il ignore toute l'étendue de son affliction : car il avait en même temps perdu son épouse. Cependant, comme il voyait que le médecin, leur ancien ami, se persuadait que sa fille était aussi morte, il lui apprend qu'elle respire encore, et il ajoute qu'elle ne vivra peut-être que trop long-temps pour être victime d'un état auquel on ne peut penser sans frémir. Le médecin interrompt ce douloureux entretien. Il va voir une personne par laquelle il est sûr d'être informé exactement de la cause de la peine de son ami. Il juge, d'après tout ce qu'on lui communique, que la maladie de mademoiselle *** est un délire solitaire au dernier degré. Il apprend que les deux domestiques de la maison n'avaient pas toujours été assez forts ou peut-être assez vigilans pour la contenir; que quelquefois elle s'était échappée et enfuie, au point de faire craindre pendant plusieurs jours qu'elle ne se fût précipitée dans un des étangs dont le pays est couvert. Profondément affecté de tout ce qui vient de lui être rapporté, le docteur de Bienville engage M. *** à ne point désespérer de la guérison de sa fille. La maison de force dans laquelle on l'avait placée était un couvent de la ville de Tours; elle y était traitée de la manière la plus inhumaine ; il propose de l'en retirer. Comme le délire de la jeune personne était accompagné d'une excessive fureur, dans laquelle elle mordait et déchirait avec les ongles quiconque l'approchait, la supérieure du couvent prétend qu'on ne pourra emmener sa pensionnaire, si on ne l'enchaîne dans une voiture qui ferme parfaitement. Le médecin répond qu'il a réfléchi à tout, et qu'il ne souffrira pas que l'on enchaîne la malade. Il fait venir une voiture convenable, fait administrer une boisson calmante à mademoiselle ***, lui fait ôter ses vêtemens, et la fait emmailloter avec un bandage d'une toile forte et large, en lui plaçant les bras sur les côtés. L'infortunée donnait tous les signes de la plus épouvantable fureur ; ses cris et les grincemens de ses dents n'étaient interrompus que par les tentatives qu'elle faisait pour mordre ses gardes : enfin on l'emmène. Le médecin médite et prescrit avec la plus grande sollicitude les soins de toute espèce, soit médicinaux, soit hygiéniques, les plus propres à remplir ses vues. Il en surveille, il en modifie l'exécution pendant plusieurs mois. Il avait commencé ce traitement le 12 mai de l'année 1761. Le 6 du mois d'août suivant, il a obtenu quelques amendemens dans l'état de la malade. Il remarque en elle un peu plus de tranquillité ; ses fantaisies sont moins fréquentes : elle repousse moins les remèdes qui lui sont prescrits ; la décence reprend son empire sur l'odieuse passion. Le docteur de Bienville s'était constamment opposé jusqu'alors au désir que le père de mademoiselle *** avait de la voir ; elle n'avait vu jusqu'à ce moment que ses gardes et son médecin. Depuis quelques jours, lorsqu'il lui parlait de son père, elle paraissait tomber dans une rêverie profonde, comme aurait pu le faire une personne raisonnable. Le docteur de Bienville en conclut que l'image du père de sa malade se retrace de nouveau dans ses idées, que par conséquent les différentes parties de son cerveau reprennent leur ton naturel et l'exercice de leurs fonctions.

Enfin, le dernier jour du mois d'août, c'est-à-dire environ quatre mois après le commencement du traitement, il introduit M. *** dans l'appartement de sa fille. Il était convenu avec lui qu'il résisterait à tout mouvement de tendresse qui pourrait lui arracher des larmes, pour ne pas donner lieu chez la malade à des impressions trop vives et trop dangereuses, dans l'état de faiblesse où se trouvaient encore en elle les organes de l'intelligence. Il avait, dans la même intention, prévenu mademoiselle *** de la visite de son père; elle n'avait pas plus répondu à cette annonce qu'à toutes les choses qu'on lui avait dites depuis que sa raison était aliénée. Cependant cette entrevue, si désirée par son malheureux père, et dont le résultat était attendu avec un si vif intérêt de toutes les personnes qui étaient dans la confidence, cette entrevue si inquiétante, enfin a lieu. Mais la tendresse paternelle n'avait pas encore assez souffert; la constance du médecin ne devait pas encore obtenir sa plus douce récompense. Mademoiselle *** regarde fixement son père, pousse un soupir et se détourne, comme pour ne plus voir un objet qui la fatigue. Son médecin ne s'attendait pas à une entrevue si tranquille : il engage le père à ne pas la prolonger; il lui conseille même de ne faire à sa fille que des visites rares et courtes, et de ne lui rien laisser apercevoir de sa part qui puisse la fatiguer. Cependant, dès ce moment, il parle tous les jours à la malade, non-seulement de son père, mais encore de la campagne qu'elle habitait, de ses anciennes amies, de toutes les choses qu'il juge les plus faciles à retracer à sa mémoire. Elle s'obstine à ne pas lui répondre, ainsi qu'à son père, qu'elle regarde toujours avec le même étonnement. La continuation de ce silence inquiétait d'autant plus le docteur de Bienville, que la santé en général de mademoiselle *** se rétablissait de plus en plus, qu'un ulcère survenu dans l'utérus paraissait cicatrisé, que des dartres qui s'étaient développées avaient entièrement disparu. Mademoiselle *** traitait honnêtement ses gardes; elle était docile aux offres qu'on lui faisait de ses remèdes; on n'avait plus besoin, depuis près de trois semaines, d'avoir recours à l'espèce d'emmaillotement dont il a été parlé.

Enfin, le 22 d'octobre, une des gardes de la malade vient chercher son médecin, lui dit de venir au plus vite; que mademoiselle a dormi toute la nuit; qu'elle s'éveille à l'instant; qu'après l'avoir considérée attentivement, ainsi que sa compagne, elle leur a demandé qui elles étaient, et où elle était elle-même; qu'elles lui ont répondu qu'elle était chez un ami de son père, et qu'elles avaient été placées auprès d'elle

d'après les conseils d'un médecin , pour la servir dans sa maladie. Le docteur de Bienville ac-
court à l'appartement de mademoiselle *** : elle
le reçoit avec l'air froid et languissant qu'elle
avait toujours montré pendant l'amélioration
même de sa santé. Elle le prie d'envoyer dire à
son père qu'il veuille bien l'envoyer chercher,
parce qu'elle ne veut pas lui être plus long-temps
incommode. M. *** se rend aussitôt chez le médecin son ami. Sa fille lui fait le même accueil
qu'elle a fait à ce dernier ; elle reçoit ses em-
brassemens avec bien moins d'émotion et d'em-
pressement qu'il ne les lui donne, et lui dit : Je
sors, mon père, d'un songe bien long et bien
fatigant ; il faut que ce songe m'ait fait faire bien
des sottises, pour vous avoir forcé à m'éloigner
de votre présence. Si j'ai encore des droits sur
votre tendresse, j'exige d'elle que vous me ra-
meniez aujourd'hui chez vous, pour y jouir
de tous les droits que vous m'y avez toujours
donnés. J'exige aussi que votre maison soit im-
pénétrable à tout le monde, exepté à monsieur
(en montrant le médecin auquel elle devait la
vie et le rétablissement de sa raison) et à mademoiselle de Beaudéduit, que je vous prierai
de faire venir. Le service de cette femme (la
montrant à son tour) me sera fort agréable :
elle est la seule qui n'ait point donné beaucoup
de travail à mon imagination pendant mon

malheureux songe. Il serait difficile de rendre les réponses et les mouvemens de ce tendre père, dit le docteur de Bienville : il accorda tout ce que sa fille voulut, et je n'eus garde de m'y opposer. (*Traité de la Nymphom.*)

Voici le rapport d'un autre médecin, le docteur Vogel, ainsi conçu : « Il est à ma connaissance, dans une certaine ville, une personne non mariée, agée de vingt-trois ans, que le penchant de la solitude a d'abord rendue folle furieuse, et qui depuis long-temps est dans l'état d'imbécillité la plus absolue. Elle se laisse traiter comme si elle était entièrement privée de vie. Elle ferme les yeux dès qu'elle voit quelqu'un. Elle a, la plus grande partie du jour, la tête penchée en avant, et se tient constamment en cette attitude sur une chaise. »

J'en fais ici la remarque en passant, car il me tarde de terminer ces citations affligeantes, cette tendance de la tête à tomber et à rouler, par la faiblesse des muscles et des ligamens qui entrent dans la composition du cou, sur la poitrine, à droite ou à gauche, ou tout simplement en avant, est aussi un des résultats et des signes les plus fréquens de l'épuisement solitaire parvenu à un certain degré.

Enfin, j'ai observé moi-même ce troisième exemple. Une malheureuse mère dont l'enfant offrait en même temps une aliénation mentale et une habitude solitaire. vint me prier, il y a quelques mois, de vouloir bien venir voir, me dit-elle, l'objet pour elle de la plus grande douleur. Elle ignorait laquelle de ces deux maladies avait précédé l'autre, ou n'osa point me l'apprendre. quelque désir et quelque raison que je lui témoignasse de m'en assurer,

C'était en hiver, sur le soir; il était nuit. Elle me conduit près de la fenêtre d'une petite salle basse, prenant le jour sur un jardin. « Voyez si je suis à plaindre! me dit-elle alors, en entr'ouvrant tout doucement un des volets de cette salle. » J'aperçois, en effet, une personne d'environ trente ans, assise près d'une table et d'un flambeau, le cou et la poitrine mal couverts, les mains automatiquement abandonnées sur les cuisses, les pieds nus, les cheveux en désordre, la figure décharnée, le teint hâve, les épaules et toutes les extrémités de ses membres faisant des saillies aiguës sous ses vêtemens, et enfin, pour compléter l'horreur de ce tableau, cette personne était d'une immobilité glaçante.

« Ce spectacle me fait peur! ajouta bientôt à demi-voix et avec émotion la tendre mère en refermant doucement le volet. » Cela ne m'étonnait pas, elle était mère! et l'air de spectre de la malheureuse créature que nous venions de considérer, la lueur obscure du flambeau qui paraissait lui être indifférente, le silence qui régnait autour d'elle, étaient bien faits pour remplir d'effroi. Nous entrons. J'aborde cette personne, objet de ma visite et de si cruelles angoisses pour le cœur de sa mère ; je lui adresse la parole ; mais je n'en puis rien obtenir de satisfaisant.

Elle ne répondait jamais autre chose que le monosyllabe *oui*, quelque question qu'on lui adressât, ni ne changeait jamais de place, quelque invitation ou quelque prière qu'on lui en fît, à moins qu'on ne l'engageât à aller se coucher ; encore fallait-il fortement l'y contraindre : il en était de même lorsqu'on jugeait à propos qu'elle se levât. Elle était dans cet état depuis plusieurs années ; souvent, la nuit surtout, elle poussait des cris effroyables que j'ai entendus plusieurs fois, et qui ressemblaient à ceux que pourraient faire entendre une personne qui serait violemment saisie à la gorge.

LETTRE XV.

Que les charmes de la beauté ne sont pas les seuls nécessaires aux femmes.

LES autorités et les histoires de malades que je viens de vous faire connaître, vous ont suffisamment prouvé l'influence déplorable d'une

faute que l'on ne saurait trop qualifier de funeste et de terrible sur les facultés de l'entendement, sans en excepter une seule. Que de
beaux vers, que de récits intéressans ne fau-
drait-il pas pour vous dédommager de la fatigue
que cette lettre a dû vous causer, de la tristesse
dont elle a dû vous remplir ! C'est ici sans doute
qu'il conviendrait de mêler à mes conseils les
fleurs dont je vous ai parlé ; je vais essayer de
trouver ces dédommagemens dans des considérations sur l'esprit dont votre sexe est doué lorsque rien ne lui porte une atteinte fâcheuse. Les
traits agréables ne pourront manquer de se présenter en foule.

Que de finesse, que de délicatesse, que d'attraits en effet, l'esprit des femmes ne présente-
t-il pas ! Il me paraît être dans l'ordre intellec-
tuel ou à l'égard de l'esprit et du génie, en général, ce que la grâce est à la santé et à la beauté
du corps. Si la grâce du corps lui donne au plus
haut degré le don de plaire, l'esprit des femmes
embellit tout ce qu'il touche, y jette un charme
de délicatesse et d'aisance qui séduit toujours.
C'est bien de la grâce qui le caractérise, et que
le plus léger changement détruirait ou fanerait,
que le Zeuxis français a pu dire :

Rien n'est si vaporeux que ses teintes légères,
L'œil se plaît à saisir ses formes passagères.

. . . .
C'est ce parfum dans l'air exhalé doucement ;
C'est cette fleur qu'on voit négligemment éclore.

La faiblesse naturelle de tout notre être, la facilité avec laquelle nos sens s'émoussent sous les impressions des objets, nous conduisent plus ou moins promptement à voir presque avec indifférence une belle personne, une jolie figure. Des traits et un teint qui nous avaient d'abord singulièrement frappés n'ont bientôt plus rien pour nous de vif ni de piquant. Ils nous plaisent ; ils sont encore en harmonie avec notre âme ; mais là finit tout leur pouvoir ; ils ne causent plus en nous, au bout d'un certain temps, ni cette surprise, cette émotion agréable, ni ce trouble délicieux dont ils nous remplissaient les premières fois que nous les apercevions. L'esprit, au contraire, est un attrait qui se renouvelle et qui agit sans cesse.

Celui-là a bien apprécié à sa juste valeur le pouvoir de la beauté, qui a dit « qu'elle était comme les odeurs, que l'on s'y accoutumait, et qu'on ne les sentait plus. »

C'est encore avec raison qu'un ancien a dit qu'elle n'était qu'une courte tyrannie ; mais lorsqu'elle est unie, chez la femme, à l'esprit et à un heureux caractère, cette tyrannie si peu durable se change bientôt en un long et doux empire. Ce n'est que sous de tels auspices et sous cet empire que l'on peut trouver la constance. Il faut plus que de la beauté pour faire dire d'une femme ce que Titus dit de Bérénice :

> Depuis cinq ans entiers chaque jour je la vois,
> Et crois toujours la voir pour la première fois.

La personne qui n'est que belle, finit bientôt comme tout autre objet indifférent, par ne frapper tout au plus que les yeux. La femme au contraire, qui est douée d'esprit et de vertus, est sûre de plaire toujours. Si elle est belle, son esprit ajoute à sa beauté ; si elle n'a pas reçu la beauté en partage, il y supplée. Comment ne serait-elle pas certaine de plaire long-temps ! On aime alors en elle ce qu'il y a de plus durable et de moins sujet à inspirer la satiété. Ce fut le privilége à l'aide duquel les Tencin, les La Fayette, les Sévigné, les La Sablière, les Geoffrin, les Dutrivai, et beaucoup d'autres femmes célèbres parvinrent à l'âge le plus avancé sans avoir pour ainsi dire vieilli, ni cessé d'être les souveraines des sociétés les plus brillantes et les plus recommandables de leur temps. Le mérite acquis ou conservé formant, ainsi qu'on l'a dit avec autant d'exactitude que d'esprit, un agrément qui n'est pas exposé à se faner comme les lis et les roses, et qui prolonge le règne d'une jolie femme jusque dans l'arrière saison.

Combien la vie des personnes secrètement consumées par la plus mortelle des passions est tristement différente! Elles règnent aussi; mais ce n'est que dans la plus affligeante solitude; elles peuvent être jolies, spirituelles, aimables, aimées; mais assurément elles ne le seront pas long-temps. On pourrait dire encore qu'elles ne vieillissent aussi jamais, mais en prenant ici ce mot dans son sens le plus naturel; car ou elles meurent à la fleur de leur âge, ou elles arrivent à la véritable vieillesse sans avoir été jeunes.

Mais je reviens aux qualités de l'intelligence dont la nature a fait une si riche part à votre sexe. Il n'en est même aucune qu'un très-grand nombre de femmes n'aient possédées à un haut degré.

L'histoire conserve les récits de la plus haute fortune et des trônes même les plus puissans, auxquels le génie a élevé des femmes que la médiocrité de leur origine et la dernière indigence semblaient le plus en éloigner. Ainsi, quoique belle, Catherine Ire dut plus à son génie supérieur qu'à ses attraits, le titre d'épouse du czar Pierre, et le vaste empire auquel elle parvint. Vous savez avec quelle gloire elle a régné.

Françoise d'Aubigné, veuve du poète Scaron, depuis duchesse de Maintenon, inspira une si profonde estime à Louis xiv, et régna tellement sur son cœur, qu'après lui avoir fait juger en seeret son front digne du diadème, regardant cet honneur comme au-dessous d'elle, s'il ne lui était légitimement déféré, elle exigea, et obtint de ce monarque qu'il déclarât son mariage avec elle (1).

Fénélon disait d'elle, en effet, que c'était la sagesse s'exprimant par la bouche des grâces.

On a vu, dans des circonstances de la plus haute importance, où le succès dépendait de l'adresse de l'esprit, des femmes préférées à des hommes d'ailleurs habiles. Selon Voltaire : « Auguste, roi de Pologne, voyant la couronne également chancelante sur sa tête par les victoires de Charles xii, roi de Suède, et la bienveillance

______

(1) « Louis, ne se trouvant pas assez fort contre elle, dit M. de Ségur *(Du mérite, du caractère, de la condition des femmes, etc.)*, sent le besoin d'appeler à son secours deux hommes de génie, Bossuet et Fénélon. On voit ce roi puissant, plein d'élévation, résistant à toute l'Europe, ne pouvoir résister à une femme. On voit tant d'éclat et de majesté joints à tant de faiblesse ; on voit enfin la gloire intimidée venir se réfugier près de l'éloquence et de la vertu, pour se préserver de l'empire de la beauté. »

Je ferai remarquer ici, au sujet de cette dernière expression, *de la beauté*, que le triomphe de Madame de Maintenon dut être plutôt celui de son génie et de la haute estime qu'elle avait inspirée pour elle à Louis xiv, que celui de sa beauté, puisqu'elle avait alors plus de cinquante ans.

du sénat pour lui, préférant recevoir des lois dures de son vaiqueur que de ses sujets, se détermina à demander la paix au roi de Suède, et voulut entamer avec lui un traité secret. Il fallait cacher cette démarche au sénat, qu'il regardait comme un ennemi encore plus intraitable. L'affaire était délicate; il s'en reposa sur la comtesse de Kenigsmark, Suédoise d'une grande naissance, à laquelle il était alors attaché. »

On a vu, dans le treizième siècle, la fille d'un gentilhomme bolonais se livrer fort jeune à l'étude de la langue latine et des lois. A vingt-trois ans, prononcer, dans la grande église de Bologne, une oraison funèbre en latin. A vingt-six, lire publiquement chez elle les Instituts de Justinien. A trente, obtenir une chaire où elle enseigna le droit au milieu d'un concours prodigieux d'auditeurs de toutes les nations, et faire oublier, en parlant, jusqu'à la beauté, qu'elle avait à un haut degré. On vit ainsi, pendant presque quatre siècles consécutifs, à Bologne, des femmes posséder des langues savantes, et professer les plus hautes sciences.

A Vérone, une Nogarella, se fit, dans le cours du quinzième siècle, une si grande réputation par son éloquence, que des souverains et des hommes célèbres désiraient l'entendre et la voir.

Jeanne Gray, qu'une reine cruelle fit assassiner sur un échafaud, lisait en grec à dix-sept ans, avant de mourir, le dialogue sublime de Platon sur l'immortalité.

Marie Stuart écrivait et parlait six langues, composait des vers agréables dans la nôtre, et très-jeune prononça à la cour de France, qu'elle appelait sa seconde patrie, un discours latin où elle prouva que l'étude des lettres ne convient pas moins aux femmes qu'aux hommes.

Les vertus de Marguerite Morus (1), fille aînée du fameux chancelier d'Angleterre, sir Thomas Morus, l'emportèrent seules sur ses connaissances. Son père fut décapité sous Henri VIII, en 1535. Après être parvenue par adresse à lui prodiguer dans sa prison les soins les plus tendres ; après avoir acheté à grand prix le droit de lui rendre quelques honneurs funèbres ; que dis-je, après avoir été réduite à en obtenir à prix d'or la tête sacrée des mains du bourreau, elle est accusée elle-même, et traînée dans les fers pour deux crimes (c'est ainsi que les méchans représentent les plus belles actions !) : l'un, de garder comme une relique cette tête si chère, la tête d'un père ! l'autre, de conserver ses livres et ses ouvrages.

(1) Cette héroïne magnanime de la piété filiale avait fait transporter dans une boîte de plomb, à Cantorbéry, dans le tombeau de la famille de Roper (famille de son époux), la tête de son père, et voulut qu'à sa mort elle fût placée entre ses bras. (Hume.)

Elle paraît avec l'intrépidité d'une grande âme devant ses juges, se justifie avec l'éloquence qu'inspire la vertu malheureuse, mais qui porte toujours le noble caractère de la vertu ; elle commande l'admiration comme le respect, et, triomphant de ses barbares accusateurs, consume le reste de sa vie dans la retraite, la douleur et l'étude.

Le front qui fut ceint de la première couronne accordée par l'Académie française a été celui d'une femme. Mademoiselle de Scudéri a eu l'honneur d'avoir obtenu le premier prix d'éloquence que cette société savante ait décerné.

Madame Dacier s'est acquis une espèce d'immortalité par ses nombreuses traductions des anciens, Homère, Térence et autres, qui ont été pendant long-temps les meilleures que l'on eût, ainsi que par d'autres travaux littéraires. Elle a eu l'honneur d'être louée par Bayle, Lamothe, Voltaire et un grand nombre d'autres écrivains célèbres.

Tanéguy, sont père, homme très-érudit, donnait des leçons à son fils dans la même chambre, où, âgée alors de douze ans, elle s'occupait à faire de la tapisserie. Elle écoutait attentivement, mais en silence, et profitait ainsi des leçons sans qu'on s'en doutât. Un jour que son frère répondait mal, elle lui apprit tout bas ce qu'il devait dire. Leur bon père l'entendit, avec autant de surprise que de joie, et dès ce moment il partagea également ses soins entre son fils et sa fille.

Le duc de Montausier la mit sur la liste des savans désignés pour commenter les anciens auteurs qui devaient servir à l'éducation du, dauphin. Madame Dacier eut la gloire de précéder tous les savans chargés de cette laborieuse entreprise (1).

Je dois moi-même à une dame célèbre, madame de Genlis, dans l'un des nombreux ouvrages de laquelle je l'ai puisée, la connaissance de quelques-unes des particularités que je viens de vous rapporter (2).

Mais qui pourrait tout dire sur l'esprit et le mérite littéraire des femmes, dans une lettre, même longue? Je ne l'entreprendrai pas, et je vous demande la permission d'en consacrer encore une du moins à ce que je m'étais proposé de vous dire sur cet intéressant objet.

(1) Florus parut en 1674, Aurélius Victor en 1781, Eutrope en 1683, Dictis de Crète en 1684. « Ainsi, dit Bayle, voilà notre sexe hautement vaincu par cette savante, puisque, dans le temps que plusieurs hommes n'ont pas encore produit un seul auteur, madame Dacier en a déjà publié quatre. »

(2) *De l'Infl. des femmes sur la littérat. franç.*, etc.

LETTRE XVI.

Des femmes qui se sont illustrées par les facultés de l'esprit.

Je vous ai dit, en vous parlant de quelques-unes des qualités de votre sexe, qu'il était entré dans les vues de la nature, en le créant, qu'il eût à un haut degré le don de plaire.

Qu'a dû vouloir effectivement la nature en formant les femmes? Deux choses principalement: qu'elles fussent des êtres aimables et des mères tendres: qu'elles fussent des êtres aimables, afin d'attirer vers elles les regards et l'affection d'un époux; qu'elles fussent de bonnes mères, afin que tous les deux se survécussent dans leurs enfans. On pourrait même penser que la femme qui n'est pas aimable n'est pas selon la nature. Or, s'il est généralement entré dans les vues de celle-ci que la femme eût éminemment le pouvoir de plaire, comment n'en aurait-elle pas fait un être essentiellement spirituel? comment n'aurait-elle pas donné à votre sexe l'esprit le plus exquis? ne l'en aurait-elle pas même abondamment pourvu, puisqu'il est un moyen si sûr de plaire? Aussi les femmes en ont-elles été richement dotées; et qui retrancherait du monde littéraire, ainsi que de la société, toutes les productions et la plus grande partie des discours des femmes, en retrancherait presque tout ce qu'il y aurait de plus véritablement délicat et de plus réellement gracieux, pour n'y laisser que des pavots. Il est inutile de vous faire remarquer que je ne comprends point dans ce jugement les écrits d'un très-petit nombre de mains privilégiées, telles que celles de quelques poètes anciens et de quelques modernes; de Voltaire et de La Fontaine, de Gresset, de Delille, ainsi que les traits spirituels qui sortent de la bouche de quelques hommes.

Et qui les a produites ces fleurs, sinon presque toujours l'inspiration des femmes?

Madame de Caylus a écrit des mémoires qui furent si admirés lorsqu'ils parurent pour la première fois, que tous les beaux-esprits d'alors semblèrent concourir à qui lui donnerait les louanges les plus méritées et les plus flatteuses. Le marquis de La Fare écrivait, dans le tribut qu'il lui payait à ce sujet, que, pour le consoler de sa vieillesse, l'enfant maître de l'univers lui avait dit :

> Ne te plains plus,
> Je te promets un regard de Caylus.

Quelle personne ne connaît les poésies gracieuses, tendres et souvent philosophiques, de
madame Deshoulières? ses ruisseaux, ses fleurs,
ses gentils moutons,

> Sans sagesse et sans science,
> Plus heureux et plus sages que nous (1).

Il serait aisé, outre le nom de cette illustre
dame et celui de sa fille, de vous citer ceux d'une
foule de femmes, qui tous rapellent les productions les plus ingénieuses et les plus spirituelles,
non-seulement dans un genre de littérature, mais
encore dans tous, presque sans exception. Celui
de madame de Sévigné me donnerait à peine le
temps de l'écrire, que les mille et mille narra-
tions si attachantes et si vives de ses inimitables
lettres, se présenteraient à l'instant à votre esprit.
Celui de madame de Graffigny renouvellerait aussitôt à votre cœur toute la délicatesse de sentiment des Lettres péruviennes, que vous avez
peut-être lues. Des portraits, des mémoires par-

(1) Cette dame poète mourut en 1694. On lit au bas de
son portrait, en tête de quelques éditions de ses œuvres,
ce joli quatrain :

> Si Corine en beauté fut célèbre autrefois,
> Si des vers de Pindare elle effaça la gloire,
> Quel rang doivent tenir au temple de mémoire
> Les vers que tu vas lire et les traits que tu vois ?

faits, des nouvelles, des romans délicieux me dicteraient promptement les noms de Montpensier, de Nemours, de Staël, de La Fayette, de Givri, de Flahaut, de Riccoboni, de Genlis, et de beaucoup d'autres femmes célèbres. Enfin la poésie dirait à la douceur, à la sensibilité, aux grâces réunies, de graver elles-mêmes pour toujours dans leurs annales les noms de mesdames Dubocage, Beauharnais, Verdier, Bourdic, de Montanclos, Geoffroy. Mais en vain me laisserais-je entraîner par le charme des souvenirs que tous ces noms réveillent successivement et mutuellement; en vain voudrais-je nommer et louer toutes celles qui le mériteraient, je ne le pourrais point, et mon intention n'est pas non plus de faire ici une biographie littéraire des femmes.

On les a quelquefois accusées de manquer de jugement; je pense qu'il aurait été plus exact de les accuser de faiblesse et de légèreté dans leurs déterminations, et non pas de ne point reconnaître les rapports des objets entre eux. Il ne serait pas difficile de citer un très-grand nombre de femmes qui ont montré qu'elles ne possédaient pas moins cette faculté, que d'esprit. Elles ont, en général, un goût infini; et cette qualité n'est-elle pas elle-même l'effet d'un jugement exquis? ne pourrait-on pas même l'en regarder comme la fleur? Aspasie, célèbre Grecque, se flattait que Socrate, Démosthènes et Périclès, toustrois hommes du génie le plus transcendant, avaient perfectionné chez elle, la beauté de leurs discours.

Notre immortel fabuliste La Fontaine, si plein d'instinct, de bon sens et d'esprit même, n'a-t-il pas délivré à votre sexe ce brevet de jugement et de bon goût, dans les vers suivans, adressés à madame de Montespan, en lui dédiant un de ses charmans apologues?

> Tout auteur qui voudra vivre encore après lui,
>   Doit s'acquérir votre suffrage ;
> C'est de vous que mes vers attendent tout leur prix ;
>   Il n'est beauté dans nos écrits
> Dont vous ne connaissiez jusques aux moindres traces.

Et La Fontaine a prouvé, soit par ses écrits, soit par sa conduite, qu'il n'était pas flatteur.

Le goût et la sûreté de jugement de madame de Maintenon, du moins dans cette circonstance, lui firent soutenir, contre l'opinion de son temps, qu'*Athalie* était une tragédie sublime ; et la postérité, toujours impartiale et clairvoyante, a confirmé ce jugement.

Bossuet, âgé de seize ans, ayant été amené dans le salon de l'hôtel de Rambouillet, la marquise de Rambouillet eut la gloire de prédire qu'il deviendrait un grand orateur.

Madame de Guercheville découvrit dans Richelieu très-jeune, et prédicateur assez médiocre, les germes d'un génie supérieur. Elle lui fit faire son premier pas vers la grande fortune qui le rendit l'arbitre des destinées de l'Europe et des rois eux-mêmes.

Enfin les femmes, dit M. Dampmartin, ne se bornent pas à découvrir le mérite, à lui accorder ce stérile hommage avec lequel la plupart des hommes croient assez le récompenser; elles l'encouragent, elles le soutiennent. Leur sensibilité, leur vanité sont également satisfaites en voyant les talens couronnés par leurs soins; d'ailleurs elles s'attachent aux lettres avec une ardeur que les hommes ne connaissent pas (1).

Mais quelle protection peuvent accorder, quel jugement peuvent porter, de quelle importance peuvent devenir dans le monde des personnes qui se condamnent de leur propre gré à ne faire qu'y passer? Que peuvent produire d'aimable des femmes qui sont assez insensées pour détruire secrètement chaque jour tout ce que la nature leur a donné de moyens de plaire? Entièrement absorbées par leur penchant, aussi incapables de rien apprécier que de rien créer, jamais les chants de la gloire, ni l'aveu d'aucun sentiment, doux présage d'une alliance plus ou moins prochaine, ne se font entendre pour elles. Les personnes austères, qui lisent leur faiblesse sur leur

____

(1) *Essai de littérature à l'usage des dames.*

front, la leur reprochent durement en elles-mêmes; celles qu'une généreuse bienveillance n'abandonne jamais les plaignent; mais chacun en détourne ses regards, comme l'on passe à côté d'une fleur qui se flétrit et se dessèche avant de s'être développée, ni d'avoir brillé d'aucun éclat. On ne donnera jamais assurément à aucune d'elles, comme à la duchesse de Valentinois, Diane de Poitiers, le surnom de *la plus belle des savantes,* et de *la plus savante des belles.*

Voltaire n'eût pu leur dire, comme à madame Dubocage, qui était allée le voir à Ferney, qu'il manquait quelque chose à leur coiffure, en y plaçant une couronne de laurier.

Ni Fontenelle dire de leur image :

> Autour de ce portrait consacré pour la gloire,
> Je vois voltiger les amours ;
> Et le temple de Gnide et celui de mémoire
> Se la disputeront toujours.

Être malades ou souffrantes, voilà toute leur existence ; être ignorées ou délaissées, tel est leur partage. Et quelle félicité mérite en effet une personne qu'un vice affreux a réduite à ne pouvoir reconnaître son père! Mais s'il est affligeant pour l'humanité de présenter de tels êtres, qu'il est flatteur, en revanche, le spectacle du génie et de l'esprit, des arts, des talens et des vertus environnant les grâces et l'amabilité, des Sévigné, des La Sablière (1) !

(1) Quelques personnes me reprocheront peut-être de paraître trop imposer aux femmes l'obligation de se livrer aux arts ou aux sciences ; je m'explique à ce sujet : je ne prétends pas qu'elles doivent s'en occuper au point d'en négliger les devoirs qui doivent toujours tenir le premier rang et avoir les premiers soins chez toute personne raisonnable.

Mais je ne partage pas le sentiment de celles qui pensent qu'il est inconvenant que les femmes cultivent les lettres : s'il fut des pédantes parmi les femmes lettrées, n'y eut-il jamais de pédans parmi les hommes de lettres ? Quant aux soins de la famille dont l'étude peut détourner les femmes, n'en sont-elles pas bien plus détournées encore par des plaisirs bien plus frivoles et bien plus dangereux, dont on ne trouve pas mauvais cependant qu'elles s'occupent journellement ?

On trouve, dans l'*Éloge de madame de Sévigné*, par madame la présidente de Brisson, qui a remporté le prix à l'académie de Marseille, en 1777, « que dans la jeunesse de madame de Sévigné, on voyait se former, dans les écoles domestiques, des épouses, des mères, et que ce genre de mérite n'excluait pas les femmes de la supériorité qu'elles surent obtenir dans plusieurs genres de littérature. »

Madame de Sévigné était érudite ; en fut-elle moins bonne mère et bonne épouse ?

Plutarque, dont on a toujours admiré le bon sens, donne les conseils suivans à Pollianus et à Euridice, dans ses *Préceptes sur le mariage* : « Au demeurant, estant jà de l'aage (c'est à Pollianus, qu'il parle en ce moment) pour

LETTRE XVII.

Que les habitudes secrètes produisent la stupidité et l'insensibilité chez les femmes.

MARC-AURÈLE fait entendre dans ses *pensées* que les belles âmes s'attachent à la vertu par

estudier aux sciences qui se preuvent par raison et par démonstrations, orne désormais tes mœurs, en hantant et fréquentant avec les personnes qui te peuvent servir à cela; et quant à ta femme, amasse-lui de tous costez, comme font les abeilles, tout ce que tu penseras lui pouvoir profiter, le lui apportant toy-mesme, et en toy-mesme fais-lui-en part, et en devise avec elle, en luy rendant amis et familiers les meilleurs livres et les meilleurs propos que tu pourras trouver,

> Car tu lui es au lieu de père et mère,
> Et désormais tu lui es comme frère.

et ne seroit pas moins honorable d'ouïr une femme qui diroit à son mari : Mon mari, tu es mon précepteur, mon régent et mon maistre en philosophie et en la connoissance de très-belles et très-divines sciences. Car ces sciences-là, et ces arts libéraux premièrement, retirent et destournent les femmes d'autres exercices indignes; car une dame

goût pour la vertu, par le seul sentiment de sa sublimité, tandis que les âmes communes ne la

qui estudiera en la géométrie aura honte de faire profession de baller; et celle qui sera jà enchantée des beaux discours de Platon et de Xénophon, n'approuvera jamais les charmes ni enchantemens des sorciers; et, s'il y a quelque enchanteresse qui lui promette d'arracher la lune du ciel, elle se mocquera de l'ignorance et bestise des femmes qui se laissent persuader cela, ayant appris quelque chose de l'astrologie et entendu comme Aganice, fille de Hégator, grand seigneur en la Thessalie, sçachant la raison des éclipses qui se font lorsque la lune est au plein et le temps auquel elle entre dedans l'ombre de la terre, abusoit les femmes du pays en leur faisant à croire que c'estoit elle qui ostoit la lune du ciel.

. . . .

Mais toy, Eurydice, estudie toujours aux dits notables et sentences morales des sages hommes et gens de bien, et ayes toujours en la bouche les bonnes paroles que tu as par ci devant estant fille, ouyes et apprises de nous, à celle fin que tu en resjouisses ton mari, et que tu en sois louée et prisée par les autres femmes, quand elles te verront si honorablement et si singulièrement parée, sans qu'il te couste rien en bagues et joyaux. Car tu ne saurois avoir les perles de ceste riche et opulente femme-là, ni les rosbes de soye de ceste étrangère-ci, pour t'en parer et accoustrer, que tu ne les achètes bien chèrement. Mais les ornemens de Théano, ou de Cléobuline, ou de Gorguo, femme du roy Léonidas, ou de Timoclia, sœur de Théagènes, ou de l'ancienne Clodia Romaine, ou de Cornélia de Scipion, et de toutes ces autres dames qui jadis ont esté pour leurs vertus tant célébrées et renommées, tu

suivent que comme des courtisans suivent une souveraine , attirés par l'espoir des biens qu'elle peut répandre sur eux (1). Je me serais donc mépris, si je m'étais persuadé que la sagesse ne pouvait vous plaire que par les seules considérations que je viens de vous présenter successivement sur la santé, la beauté et l'esprit; aussi ne l'ai-je nullement pensé, et vais-je vous entretenir de motifs de lui être attachée, qui tiennent, je n'en doute pas, le premier rang dans votre estime; je veux dire des mœurs et des vertus.

Quelqu'un a très-judicieusement dit que les femmes ne sont point uniquement destinées à charmer les yeux ; qu'elles ont été créées pour

les peux avoir gratuitement sans qu'il te couste rien , et t'en parer et orner de manière que tu en vivras heureusement ensemble et glorieusement. »

(1) Cette maxime ressort, en quelque manière, naturellement du beau chapitre de cet admirable empereur, sur la vaine gloire , ou même ce chapitre tout entier n'est qu'une belle paraphrase de cette maxime , qui forme l'un de ses paragraphes : « Lorque tu as voulu faire du bien, et que tu y es parvenu, pourquoi, en homme sans jugement, rechercher encore autre chose, la réputation de bienfaisance ou la gratitude ? » (*Pensées ou leçons de vertus*, etc. : trad. du grec, par de Joly, chap. 22.)

Horace a dit aussi (lib. 1, epist. 16) : *Oderunt peccare boni virtutis amore:* Les gens de bien craignirent de faire le mal par le seul amour de la vertu.

une fin plus noble que celle de n'offrir qu'un vain spectacle; que leurs grâces ne doivent être que l'annonce de qualités plus touchantes encore, et que ce serait les dégrader, que de les réduire à leurs seuls attraits.

Si l'on voulait, en effet, rechercher quelle est la cause de cette satisfaction si vive, de cette espèce d'enchantement, pour ainsi dire, qui s'empare de l'âme lorsqu'une belle femme apparaît, on reconnaîtrait bientôt, qu'il a sa source, du moins pour des âmes honnêtes, dans les sentimens délicats et affectueux dont sa beauté ne semble être, si je puis m'exprimer ainsi, que l'emblème séduisant.

Bernardin de Saint-Pierre dit, en parlant des hommes du monde, qu'ils ne connaissent pas les femmes sous un autre nom que sous celui de beau sexe; mais que, s'il est seulement beau pour ceux qui n'ont que des yeux, il est encore pour ceux qui ont un cœur, le sexe générateur qui porte l'homme neuf mois dans ses flancs au péril de sa vie, et le sexe nourricier qui l'allaite et le soigne dans l'enfance. Il est le sexe pieux qui le porte aux autels tout petit, et qui lui inspire avec le lait, l'amour d'une religion que la cruelle politique des hommes lui rendrait trop souvent odieuse. Il est le sexe pacifique qui ne verse point le sang de ses semblables, le sexe consolateur qui prend soin des malades, et qui les touche sans les blesser (1).

Mais si l'on se sent dès l'abord porté à chérir autant qu'à estimer une telle personne, elle n'inspire plus que de l'indifférence ou de l'éloignement, lorsqu'on apprend qu'elle n'a pas de mœurs, et qu'elle est incapable de ressentir aucune de ces saintes affections, qui sont aussi dans les vues de la nature, l'amour filial, l'amour conjugal, l'amour maternel, la vertueuse et douce amitié, la tendre compassion.

En l'absence de ces sentimens, on ne reconnaît plus les traits caractéristiques, ni d'une fille pieuse, ni d'une épouse, ni d'une mère; telles sont cependant souvent les personnes qui se sont vouées à la passion de la solitude.

Lorsqu'une fois, et elle ne parvient que trop à ce degré de tyrannie, cette fatale erreur a établi son empire dans l'imagination de la jeune fille, de la femme même, les dernières convenances de la pudeur, la piété filiale, l'amour conjugal, l'amour maternel, si puissant dans le cœur d'une mère, tout disparaît, tout s'éteint ; du flambeau de l'amour, du flambeau de l'hymen, il ne reste pas la plus légère étincelle. La couche nuptiale ne reçoit plus que le corps insensible et maintenant étranger d'une personne

____

(1) *Études de la nature*, édit. in-12, t. 11.

qui fut jadis une épouse tendre, fidèle, et peut-être une mère.

Que de tristes objets s'offrent ici! Si je n'ai pu prononcer devant vous le mot seul de *crime*, comment oserai-je vous dévoiler des tableaux qui le représentent dans tout ce qu'il a de plus horrible; car je parle, surtout en ce moment, de la conduite des personnes dont les excès sont bien plutôt les effets d'une volonté dépravée que d'une simple erreur, ou de toute autre cause? Comment, dis-je, oserai-je vous dévoiler de tels tableaux? Nonobstant cela, de pareilles leçons ne peuvent être comprises de tout le monde; une âme virginale telle que la vôtre ne conçoit rien à des monstruosités. L'innocence et l'ignominie ne peuvent s'entendre. L'horreur des faits que je vais à peine toucher y arrête malgré moi ma pensée.

On voit chez les femmes, dont la force de la constitution l'a emporté sur l'influence homicide de ce vice, et n'a point encore permis qu'elles payassent de leurs jours ou par des maladies plus cruelles que la mort, les tristes sensations qu'elles ont ainsi recherchées (1), on voit, après avoir été trop long-temps obéie et satisfaite, cette af-

(1) Lorsqu'il n'y a encore qu'une inflammation simple et peut-être obscure de la matrice et de quelques-unes de ses annexes, tels que les ovaires, les trompes.

freuse passion, parvenue tout à coup à son comble, faire taire toute raison, violer toute espèce de bienséances; et ces mêmes femmes, l'œil enflammé, la figure convulsive, tantôt pâles, tantôt animées, remplir l'asile paternel ou la demeure conjugale de leur scandaleuse fureur; l'habillement dans le plus grand désordre, s'enfuir quelquefois comme de véritables bacchantes, et devenir par leurs discours et leurs égaremens les êtres les plus vils et les plus dégradés.

J'ai vu à Paris trois de ces déplorables exemples : deux dans l'hospice de l'Hôtel-Dieu, où l'on fut obligé de lier deux femmes comme de véritables insensées; et un sur une place publique, dans une jeune fille, fuyant et parlant avec indécence.

Dans quel cadre placerai-je le phénomène suivant? Sera-ce dans celui des mauvaises mœurs, ou celui de la démence? Singulière perplexité! il s'agit encore de la paysanne dont j'ai déjà parlé. Cette fille infortunée, selon le rapport du professeur Alibert, se retitait dans des broussailles et les endroits les plus ignorés pour satisfaire son horrible penchant. Deux ans entiers s'écoulèrent, et tous les jours on voyait progressivement ses facultés intellectuelles s'affaiblir. Elle devint comme stupide, et on l'apporta enfin à l'hôpital Saint-Louis, où, dans le délire le plus effréné, elle offrait un scandale perpétuel qu'elle n'était

point maîtresse de comprimer, malgré les violens reproches qu'on lui adressait (1).

Ces exemples ne sont pas aussi rares qu'on
pourrait le penser. Toute espèce d'oubli, toute
espèce de perversion du physique et du moral,
du moral comme du physique, peuvent être la
conséquence si effroyable de ce penchant, qu'il
a pu offrir une femme, une mère de famille,
périssant dans la cinquantième année de sa vie,
victime de tous les maux qu'elle devait à cette
honteuse habitude, au milieu des souffrances,
pressée déjà par les approches de l'agonie, entourée d'un religieux appareil, la pensée tout entière au vice qui la tuait, et la mort, en suspen-
dant l'effet de sa dernière volonté, n'arrêtant que
son dernier crime (2).

J'ai vu moi-même une femme dont la situation offrait avec l'état de celle-ci les traits de la
plus affligeante ressemblance.

Elle avait quarante ans. Ce cruel défaut avait

(1) Ouvrage cité précédemment.

L'inutilité des reproches que l'on adressait à cette malheureuse créature avait peu de quoi étonner. Son état
n'était véritablement qu'un délire continuel; et l'acte
affreux auquel elle se livrait constamment qu'une espèce
de carphologie.

(2) Fait communiqué à Petit par le docteur Étienne
Martin, l'un des praticiens les plus recommandables de
Lyon.

établi une irritabilité si excessive et si constante,
et rendu en elle l'action la plus honteuse vrai-
ment si automatique, puisque la raison et l'intelligence n'avaient plus aucune puissance sur
elle, que, bien qu'on lui eût mis un gilet de
force sans aucune issue aux deux extrémités
qui recevaient les bras, et qu'elle fût entourée
de plusieurs personnes qui la gardaient dans
un bain où on la mettait tous les jours pour
des convulsions qu'elle éprouvait, on était à
chaque instant obligé de lui replacer les bras
dans une attitude différente de celle qu'ils affec-
taient obstinément et sans cesse, comme si
c'eût été la seule qui leur fût naturelle.

Il existe une lettre d'une femme qui a avoué
que ce fatal panchant l'égarait tellement, qu'il
lui avait rendu son époux un objet d'horreur.

Enfin, (car je ne pourrais trop tôt finir cette
énumération) j'ai eu l'occasion de voir une mère
de famille qui, vivant dans cette habitude criminelle, finit par ne pas plus s'occuper de ses
propres enfans que s'ils n'eussent pas existé, tant
dis qu'elle témoignait le plus tendre attachement
aux infâmes auteurs de ses excès. Je l'ai vue se
proposer de s'attacher ces êtres vils par une partie de ses biens. Ce projet reçut une partie de son
exécution. Elle périt, et le crime recueillit l'hé-
ritage d'innocens orphelins.

LETTRE XVIII.

Des femmes qui ont montré de la force et du cœur.

QUEL caractère et quelles mœurs, quelles vertus et quels adoucissemens, pourront attendre les époux de semblables compagnes, d'épouses qui ne sont plus épouses, des enfans, de mères qui ne sont plus mères, et des parens malheureux de filles en démence? Sera-ce parmi elles que les premiers devront espérer de trouver de dignes rivales de ces femmes immortelles dont les noms rappellent toutes les vertus domestiques les plus touchantes? Une Eponine, qui partage durant neuf ans un souterrain obscur avec son époux proscrit, et l'y rend plusieurs fois père, afin d'avoir à offrir pour lui au prince un plus grand nombre de supplians? Une Arrie qui, frémissant du supplice qui attend son mari, lui fait voir, en se plongeant un poignard dans le sein, qu'il n'y a rien de si aisé que d'échapper à ses bourreaux, et l'assure, en le retirant, que cela ne fait point de mal, tant sa généreuse sollicitude pour son époux la dérobe à tout autre sentiment?

Sera-ce parmi elles qu'il faudra aller chercher

une Pauline, femme de Sénèque, qui porte l'attachement pour son mari, forcé de se donner la mort, au point de se faire ouvrir les veines avec lui, et qui, n'ayant pu mourir, porta sur son visage, pendant le peu d'années qu'elle survécut, l'honorable pâleur qui attestait qu'une partie de son sang avait coulé avec le sang de son époux?

Une Agrippine, pour vous citer un exemple d'un autre genre de vertu, qui, jeune encore, s'ensevelit dans la retraite, et qui, sans laisser jamais ni fléchir sa hauteur, dit Thomas, sous le plus redoutable des tyrans, ni corrompre ses mœurs par son siècle, aussi implacable envers le bourreau de son mari que fidèle à ce même époux, passa sa vie à pleurer l'un et à détester l'autre? Non, assurément. De telles femmes ont une grandeur d'âme surnaturelle en quelque sorte, tandis que les corps défaillans des solitaires, au contraire, ne renferment que des âmes, comme eux sans vigueur, et incapables d'aucune grande action.

O temps antiques! ô siècles où tant de vertus et de nobles sentimens brillèrent, quel trait admirable de piété filiale vous retracez encore! Les magistrats de Rome condamnent un père au supplice déchirant de la faim; il est étroitement renfermé; les ordres sont donnés, les mesures prises pour qu'il ne reçoive aucun aliment. Par respect pour les dieux, sa fille seulement obtient de le voir une fois le jour, après avoir été scrupuleusement examinée avant de pouvoir pénétrer jusqu'à ses fers. Le temps nécessaire à la faim pour dévorer sa victime s'approche; il s'écoule; il est passé!... Le vieillard cependant existe toujours, ses traits ne sont point altérés, la surprise fait redoubler les précautions; la fille du prisonnier est secrètement observée, et..... la vertu découverte! La piété filiale et la religion couvrant de leur voile tutélaire et sacré le front de la pudeur, déliaient chaque jour son sein; le sang d'une pieuse enfant retournait chaque jour à sa source, le malheureux père y repuisait la vie qu'il y avait jadis déposée.

Que ne peut la vertu! Elle avait prolongé les jours du vieillard; elle les lui conserve; il ne mourra point; il a sa grâce; qui la lui eût refusée? On fait plus, l'action de Péro, c'est ainsi que se nommait cette vertueuse fille, est trouvée si belle et si sainte, qu'on lui accorde en outre à elle-même une récompense (1).

Si je demande à notre histoire de belles actions et des preuves de sentimens touchans et sublimes de la part des femmes, elle est prête à m'en offrir de tous les genres. Je prends le premier dans la vie de madame de Sévigné, dont vous

____

(1) Trait connu sous le nom de *Charité romaine.*

connaisez les lettres, et je ne fais en cela que vous le rappeler.

» Madame de Grignan est atteinte d'une maladie grave, madame de Sévigné n'existe plus qu'au chevet du lit de sa fille. Il n'est plus qu'un seul sentiment dans son âme, c'est la plus tendre, mais aussi la plus cruelle inquiétude pour les jours de madame de Grignan. Cette fille adorée recouvre la santé, et la plus généreuse des mères expire bientôt, ses forces n'ayant point égalé sa tendresse (1). »

Marie Leczinska, épouse de Louis xv, fut aussi sensible que vertueuse. La mort l'ayant déjà privée de plusieurs enfans, et récemment du Dauphin, son fils, ainsi que de son père Stanislas, roi de Pologne, elle en ressentit une douleur si profonde, qu'elle y succomba. Dans les derniers jours de sa maladie, les médecins lui proposaient de nouveaux remèdes ; rendez-moi, leur répondait-elle, mon père et mes enfans, et vous me guérirez (2).

(1) Quel immense recueil d'expressions maternelles les plus tendres ne trouverait-on pas dans les lettres de cette excellente mère! Beaucoup de personnes y rapportent tout à l'esprit, tandis que l'on n'y voit presque partout que le cœur.

(2) Cette princesse avait eu de Louis xv dix enfans, deux fils et huit filles.

Ne vous écriez-vous pas ici, jeune malade, ô âmes mille fois divines, admirables filles, épouses sublimes, tendres et intéressantes mères! Mais de quels excessifs dédains une telle conduite, des morts si touchantes ne vous remplissent-elles pas en même temps pour ces personnes auxquelles il ne faut plus parler de père ni de mère, d'époux ni d'enfans, qui n'auraient pas même une larme à leur donner, si elles les perdaient!

Tel est cependant le contraste tout à la fois si flatteur d'un côté, et si affligeant de l'autre, que la plus insensée des passions établit entre les femmes secrètement chastes et celles qui ne le sont pas.

L'indifférence, l'ennui, un cœur flétri et desséché, de la mauvaise humeur, de la laideur, sans rappeler toutes les infirmités les plus fâcheuses dont l'espèce humaine puisse être accablée, voilà ce qui reste aux personnes imprudentes dont il s'agit dans ces lettres. Sentimens tantôt doux et délicats, tantôt sublimes, vous avez fui pour toujours de leur cœur, vous ne ferez plus le bonheur de leur maison, de leur famille et le leur propre ; vous ne les rendrez point humaines envers leurs domestiques, bienveillantes pour leurs proches, affables dans la société, tendres et soigneuses pour leurs enfans, et capables enfin des plus admirables dévoûmens pour leurs maris.

LETTRE XIX.

Que l'amour n'est heureux qu'avec l'innocence.

Vous connaîtrez et ferez éprouver un jour les tendres affections de l'amour, sentiment qui vous attachera aussi délicieusement à une autre personne que l'amour filial vous attache aux parens que vous chérissez le plus. Vous êtes faite pour inspirer et ressentir ce charme céleste.

Si vous l'attendez au sein de l'innocence et de la chasteté, il ne remplira votre âme que de sentimens délicats et exquis, qui feront un jour le bonheur d'un époux en faisant le vôtre.

Lorsqu'il naît, au contraire, au milieu de passions que l'honnêteté désapprouve, elles le dénaturent, il en emprunte le caractère dangereux, et ne produit plus que des tourmens et des regrets. Quelquefois il se nourrit aux dépens du cœur et de l'imagination qu'il tyrannise et qu'il égare ; il est alors ce que l'on a appelé *mélancolie amoureuse*. D'autres fois il n'existe qu'aux dépens de l'honneur tout entier, et n'est pas l'amour permis, l'amour d'un époux !

Un poète latin fait prononcer cette partie d'un chant nuptial par une jeune Romaine :

> Ah ! je sais trop que, pour l'amour éclose,
> La jeune fille est semblable à la rose
> Qui sur sa tige embellit un jardin :
> Reine des fleurs tant qu'aucun berger n'ose
> La profaner d'une indiscrète main,
> La terre et l'eau, les larmes de l'aurore,
> Le doux zéphyr, tout la sert, tout l'adore.
> De sa fraîcheur le jeune homme enchante
> Veut en orner le sein de la beauté.
> Mais de sa tige est-elle détachée;
> L'a-t-on cueillie; elle est moins recherchée :
> Elle a perdu tous les bienfaits des cieux,
> Et son éclat disparaît à nos yeux.
> De la beauté cette rose est l'image;
> Tant que son cœur, indécis sur le choix,
> N'a point parlé, des héros et des rois,
> et des dieux même, elle a le tendre hommage (1).

Hymne admirable, qui nous montre bien le prix que l'on a toujours attaché à la vertu des femmes, en faisant regretter à une jeune fille, à l'autel même de l'hymen, l'instant où elle va cesser d'être vierge, dans la crainte d'être dédaignée lorsqu'on ne pourra plus la croire dans cette aimable condition.

Estimable erreur aussi, mais erreur cepen-

(1) Première partie du *Chant nuptial* de Catulle, commençant par ces mots : *Vesper adest, juvenes,* etc., imité par François de Neuf-Château.

dant, puisque l'épouse chaste et fidèle n'est pas moins digne de nos égards et de notre estime que lorsqu'elle était vierge; puisque la jeune femme qui devient épouse ne fait qu'ajouter à ses devoirs et à ses vertus des devoirs et des vertus de plus à respecter!

Les anciens entendaient par l'amour en général, l'âme de l'univers; ils le considéraient en ce sens comme un principe essentiellement divin, et l'avaient fait représenter dans leurs temples par le feu sacré de Vesta.

Vous savez qu'ils le faisaient garder par un certain nombre de vierges, autant sans doute pour indiquer l'idée qu'ils se formaient de sa pureté, que parce qu'ils ne voyaient pas d'êtres plus dignes de le conserver que la virginité et la chasteté, ainsi que pour entretenir celles-ci parmi eux. Vous savez encore qu'ils regardaient comme un très-grand malheur qu'il vînt à s'éteindre.

Je ne vous dirai pas, comme le feraient peut-être beaucoup de personnes, d'étouffer en vous cette douce flamme lorsque le ciel l'y déposera; non, ce serait aussi un malheur; conservez-le cet amour vierge, ce feu précieux duquel doivent naître de si heureux et si beaux sentimens; mais qu'il ne change pas de destinée, qu'il retrouve un temple dans votre cœur, et que l'innocence et la chasteté continuent à le garder. Ainsi conservé, il a de tout temps attiré le plus grand respect et les plus grands honneurs.

A Rome, les principaux magistrats, les consuls même, rencontraient-ils une vestale, ils étaient obligés de se détourner de sa route. La moindre injure faite à une vestale était punie de mort.

Comme si la vertu portait avec elle, dans ces temps antiques, une espèce de dictame sacré propre à purifier des mauvaises actions, de même que le véritable dictame était employé par les dieux pour guérir subitement des plaies mortelles, les vestales absolvaient de son crime et délivraient du supplice le criminel que l'on y conduisait, et qu'elles rencontraient, pourvu qu'elles jurassent que le hasard seul le leur avait fait rencontrer.

Elles étaient les seules femmes dont on admettait le témoignage en justice. Leurs prêtresses étaient prises pour arbitres des différends.

C'était entre leurs mains qu'on déposait les testamens et les actes précieux des familles, la chasteté attestant la présence de beaucoup d'autres vertus.

Les Bretons, transportés de fureur au récit des outrages qui avaient été faits aux filles de leur reine Boudicée, résolurent de vaincre ou de mourir.

Chez les Angles, celui qui insultait une vierge était soumis à une peine double de celle qu'il eût subie, s'il eût insulté une femme du même rang.

Heureux les peuples chez lesquels on connaît les priviléges de la vertu ! la raison ne les contestera jamais.

Et ces honneurs, jeune malade, remontent à la plus haute antiquité; ils ont été rendus chez les peuples les plus anciennement éclairés, et chez des peuples même encore voisins de la barbarie ; ce qui prouve sans contredit que l'estime que l'on fait des mœurs n'est une estime ni de goût ni de caprice, mais bien qu'elle a sa source dans les avantages que les hommes en ont toujours retirés.

Les poëmes d'Homère, qui sont si anciens qu'on n'a point encore pu en fixer la date d'une manière peut-être incontestable, célèbrent souvent la chasteté (1) ; nulle part même les éloges que l'on en a faits n'ont encore été si beaux; il n'est point encore de peinture qui égale celle d'Andromaque et de Nausicaë.

L'époque où la fable intéressante de Daphné changée en laurier en cherchant à se soustraire

____

(1) Selon quelques chronologistes et quelques historiens, ce prince des poètes vivait vers la côte de l'Asie mineure, l'an du monde 3060 environ, et avant Jésus-Christ 950. (Bossuet, Berruyer, Fleury.)

à la poursuite du plus beau des dieux, prit naissance, se perd ausssi dans la nuit des temps. Des hommes ne pouvaient donner leur suffrage aux bonnes mœurs d'une manière plus ingénieuse et plus honorable. Ne reconnaît-on pas dans cette agréable fiction le sourire et le gage tout à la fois de l'approbation la plus vive et la plus réfléchie, le désir, en un mot, d'immortaliser la vertu?

Eh! comment ne se seraient-ils pas aperçus, ces anciens si judicieux, que, sans la chasteté, il ne saurait plus y avoir dans le mariage ni estime, ni confiance, ni amour; que la plus sainte des sociétés ne serait plus qu'une feinte, le nœud le plus doux qu'une chaîne incommode; que les époux n'auraient plus de véritables compagnes, les enfans plus de seins pour les recevoir ni de bras pour les serrer affectueusement?

Qu'ils étaient sensés, ces législateurs et ces conservateurs des bonnes mœurs, en prenant de si nobles soins pour les mettre en honneur!

Conservez-les donc bien ces mœurs, mademoiselle; méritez que les consuls, s'il en existait, se détournassent pour vous, comme ils le faisaient pour les augustes gardiennes du feu sacré à Rome.

LETTRE XX.

Démences d'amour.

Je vous ai dit que les égaremens de l'amour étaient souvent les résultats d'habitudes vicieuses secrètes chez des personnes corrompues de bonne heure. Je ne m'arrêterai pas à celui de ces égaremens dans lequel toutes bienséances sont dédaignées. Quant à la mélancolie amoureuse, elle a encore été nommée, par beaucoup de médecins, *folie amoureuse*. L'esprit y est en effet toujours plus ou moins aliéné. Plusieurs de ses facultés sont même quelquefois si exaltées, que les malades ne diffèrent réellement plus alors de beaucoup d'autres maniaques que par l'objet de leur aliénation. La constitution de la femme l'y dispose. Presque uniquement destinée par la nature à ne concevoir et à ne nourrir que de douces affections; qu'à une vie plus commode que pénible, plus tranquille que distraite et agitée, constamment entre des sentimens tendres et son imagination, il n'est qu'un pas pour la femme et pour certaines femmes surtout, d'une habitude vicieuse secrète à la folie amoureuse, à cette maladie enfin qu'on pourrait encore définir *la démence du cœur*.

Ce nouvel égarement ne nuit pas moins à la santé proprement dite, qu'à l'esprit, et fait également oublier plus d'un devoir.

Voici deux exemples qui vous donneront une idée suffisante de quelques-unes de ces diverses affections, mais notamment de la dernière, pour laquelle je les cite surtout.

« C*** de G... était si fort éprise de cet amour, qu'elle fut réduite au point de ne pouvoir plus ni travailler, ni marcher, ni se tenir debout, ni même parler. Toutes les femmes, tous les hommes même iraient se précipiter dans la mer, selon elle, si la mer était cet amour. Absorbée dans cet abîme de l'amour le plus doux, elle allait souvent au jardin faire aux plantes confidence de sa passion hystérique, ou courait par toute la maison, criant amour! amour!.. et se roulait par terre. La violence de cette passion lui détruisit la santé, au point qu'elle ne put par la suite avaler une goutte d'eau, et ne prit aucune nourriture. Elle brûlait au-dedans et au-dehors, ne dormait plus; tantôt elle était saisie de spasmes (convulsions fixes) les plus douloureux; tantôt elle tombait dans une stupeur universelle.

Enfin elle cracha du sang, devint muette, et mourut » (1).

Ces différentes affections furent toutes nerveuses. La malade ne put avaler une seule goutte d'eau, parce que la gorge était occupée par une forte convulsion. Le sang probablement sortait de la poitrine par la même cause (2). Elle devint muette et aveugle par la paralysie des muscles de la voix et du nerf optique, ou de la vision, toujours sans doute à la suite des spasmes qui avaient eu lieu à des degrés excessifs, et avaient été trop souvent reproduits dans ces organes comme dans beaucoup d'autres parties du corps.

Second exemple :

Une dame agée de trente-deux ans, d'une taille élevée, d'une constitution forte, ayant les yeux bleus, la peau blanche, les cheveux châtains, avait été mise dans une maison d'éducation où le plus brillant avenir, où les plus hau-

____

(1) Zimmermann, *Traité de l'expérience en médecine,* tom. 3.

(2) J'ai vu une personne sujette à des hémoptysies, et très-irritable, éprouver du tremblement dans tous les membres, dans les bras surtout, un resserrement pénible et comme en forme de ceinture à l'épigastre et autour des lombes, une sensation de trouble dans la poitrine, et cracher du sang dans un moment d'affection morale vive, sans avoir prononcé autre chose que deux ou trois paroles à demi-voix.

tes prétentions s'offraient en perspective aux jeunes personnes qui en sortaient. Quelque temps après son mariage, elle aperçoit un jeune homme d'un rang plus élevé que son mari ; aussitôt elle devient éprise de lui ; elle murmure de sa position ; ne parle qu'avec mépris de son mari. Elle refuse de vivre avec lui, finit par le prendre en aversion ainsi que ses propres parens, qui s'efforçaient vainement de la ramener de son égarement. Le mal augmente ; il faut la séparer de son mari ; elle parle sans cesse de l'objet de sa passion ; elle devient difficile, capricieuse, colère. Elle s'échappe de chez ses parens pour courir après lui. Elle le voit partout, elle l'appelle par ses chants passionnés : c'est le plus grand, le plus spirituel, le plus aimable, le plus parfait des hommes. Elle assure qu'elle est sa femme, qu'elle n'a jamais connu d'autre mari. C'est lui qui vit dans son cœur, qui en dirige tous les mouvemens, qui règle ses pensées, qui gouverne ses actions. Elle a eu avec lui un enfant qui sera accompli comme son père. On la surprend souvent dans une sorte d'extase, de ravissement ; alors son regard est fixe, et le sourire est sur ses lèvres. Elle lui adresse fréquemment des lettres. Elle fait des vers, qu'elle anime des expressions les plus amoureuses ; elle les copie souvent avec soin. S'ils expriment la passion la plus violente, ils sont la preuve d'une vertu parfaite. Si elle se promène, elle marche avec vivacité, comme si elle était très-occupée ; ou bien elle marche avec lenteur, avec fierté. Elle évite la rencontre des hommes, qu'elle méprise et qu'elle met bien au-dessous de son amant Cependant elle n'est pas toujours indifférente aux marques d'intérêt qu'on lui donne ; mais toute expression peu mesurée l'offense, et aux instances qu'on peut lui faire, elle oppose le nom, le mérite, les qualités, les perfections de celui qu'elle adore. Souvent pendant le jour, et durant la nuit, elle parle seule, tantôt à haute voix, tantôt à voix basse. Tantôt elle rit, tautôt elle pleure ; tantôt elle se fâche dans ses entretiens solitaires. Si on l'avertit de cette loquacité, elle assure qu'on l'a contrainte de parler. Le plus souvent c'est son amant qui cause avec elle, à l'aide de moyens connus de lui seul. Quelquefois elle croit que des jaloux s'efforcent de traverser son bonheur, en troublant ses entretiens, et en lui donnant des coups. (Je l'ai vue près d'entrer en fureur après avoir poussé un grand cri, et m'assurer qu'on venait de la frapper.) Dans d'autres circonstances, la face devient rouge, les yeux étincelans ; elle s'emporte contre tout le monde, elle pouse des cris affreux ; elle ne connaît plus ni parens, ni amis; elle est furieuse, et profère les injures les plus menaçantes.

Cet état persiste quelquefois pendant deux,

trois, huit, quinze jours ; elle éprouve alors des douleurs atroces à l'épigastre, au cœur. Ces douleurs, qui se concentrent à la région précordiale (le creux de l'estomac), qu'elle ne pourrait supporter sans la force que lui communique son amant, sont causées par ses parens, ses amis, quoiqu'ils soient éloignés même de plusieurs lieues, ou par les personnes qui sont auprès d'elle.

Un grand appareil de forces lui en impose, elle pâlit, tremble, l'écoulement des larmes termine l'accès.

Cette dame, raisonnable sous tout autre rapport, travaille, surveille très-bien les objets qui sont à sa convenance et à son usage ; elle rend justice au mérite de son mari, à la tendresse de ses parens ; mais elle ne peut voir le premier, ni vivre avec les autres. Cet état n'a été occasioné chez elle par aucun dérangement antérieur de la santé. Les paroxysmes (retours et redoublemens) d'emportement ont lieu quelquefois à l'époque menstruelle, mais pas toujours. Elle mange par caprice, et toutes ses actions participent au désordre et à la bizarrerie de sa passion délirante. Elle dort peu ; son sommeil est troublé par des rêves, et même par le cauchemar. Elle a souvent de longues insomnies ; et lorsqu'elle ne dort point, elle se promène, parle seule et chante. Cet état persiste depuis plusieurs années. Un traitement méthodique d'un an, l'isolement, des bains tièdes et froids, les douches, les antispasmodiques à l'intérieur et à l'extérieur, rien n'a pu la rendre à la raison (1). »

Les médecins qui rapportent ces deux histoires ne disent pas si les personnes qui en sont le sujet étaient blamables d'oubli secret des lois de la pudeur ; plus d'un trait porte à le penser de la première (2).

LETTRE XXII.

Que l'amitié s'éteint chez les femmes sujettes aux égaremens secrets.

LA jeune personne victime de mœurs pernicieuses secrètes peut-elle du moins connaître les charmes de l'amitié? Telle est la question que je me propose d'examiner dans cette lettre ; mais je dois auparavant justifier les femmes de

(1) Le *Dictionn. des sciences médic.*, art. *érotomanie*, par le docteur Esquirol.

(2) On trouve dans Valériola une observation absolument semblable à la dernière de ces mélancolies.

quelques reproches qui leur ont été faits à l'é-
gard de cette noble affection.

On a avancé qu'il n'a été donné à votre sexe
d'éprouver que le sentiment de l'amour, et non
celui de l'amitié (1). La nature, le raisonnement, l'histoire, tout démontre qu'une pareille
maxime ne serait qu'une injuste prétention. Eh
quoi ! il est un sentiment le plus délicieux et le
plus honorable de tous, et seul il aurait été re-
fusé au cœur de la femme ! elle seule ne serait
faite ni pour l'inspirer, ni pour le goûter ! Une
dame elle-même a répété cet arrêt ; et, chose
inconcevable, cette dame a écrit sur l'amitié un
traité qui l'emporte, au jugement des connais-
seurs, sur tous les traités composés sur cette
matière par les hommes, que l'on assure cependant pouvoir être les seuls héros de l'amitié !
Non, cela n'est pas croyable : lorsqu'une femme
s'est élevée au milieu de sa famille, comme une
plante bienfaisante au milieu du chmap qui l'a
vue naître, innocente et pure, entièrement
exempte de tout vice ; en un mot, comme le
dit Delille,

Et tout empreinte encor de la divinité ;

(1) Opinion de quelques philosophes anciens, et de
Montaigne parmi les modernes.

il n'est pas de sentiment exquis et délicat dont le germe heureux ne puisse se développer dans son cœur.

Une dame, redirai-je, assure que les femmes ne sont point nées pour l'amitié ; et voilà que cette même dame nous fait mieux connaître l'amitié, nous en enseigne mieux tous les secrets et toutes les lois, dans un traité divin, qu'aucun homme ne l'a jamais fait. Comment expliquer cela? Cependant il en doit être du cœur et des sentimens comme de l'œil à l'égard des couleurs : il faut qu'il ait senti pour bien exprimer, comme il faut voir pour peindre. Mais il ne peut rien sortir d'absolument parfait de l'esprit humain, et la sentence de la marquise de Lambert contre son sexe est sans doute la marque humaine dont le chef-d'œuvre dans lequel elle l'a prononcée devait être empreint. « Les femmes, y dit-elle, ont le malheur de ne pouvoir compter entre elles sur l'amitié ; les défauts dont elles sont remplies y forment un obstacle presque insurmontable. »

Premièrement voit-on donc tant de véritables amis parmi les hommes eux-mêmes? Aristote, qui devait les connaître, puisqu'il a écrit des traités de morale et de politique, disait souvent: « O mes amis, il n'y a point d'amis ! » Quant à la durée, n'y eut-il jamais d'amitiés rompues parmi les hommes? ou la terre, au contraire, malheureusement vit-elle jamais rien de plus commun?

Les défauts dont les femmes sont remplies sont des obstacles presque insurmontables à la durée de l'amitié entre elles. Sont-elles plus remplies de défauts que les hommes? et quels sont ces obstacles qui ne s'opposent pas aux amitiés prétendues éternelles de ceux-ci? Cette même dame croit les avoir découverts dans les défauts qui désunissent, comme l'envie, la concurrence, mais depuis quand l'envie et la concurrence ne diviseraient-elles plus les hommes? s'arrêteraient-elles devant la sainte et douce amitié parmi eux? craindraient-elles de la blesser? Ah! cela peut s'être vu, pourra se voir; on a vu ce beau sentiment obtenir bien plus. Je crois à l'amitié; mais combien peu d'hommes ont véritablement goûté et suivi ses douces lois jusqu'à leur mort?

« Les femmes, continue encore, dans son moment d'erreur, la marquise de Lambert (car je ne veux rien dissimuler, et veux rendre à votre sexe tous ses titres à l'amitié), les femmes s'unissent par nécessité, et jamais par goût. » Eh! demanderai-je encore, qui unit les hommes le plus souvent, l'immense majorité des hommes, si ce n'est l'intérêt, l'ambition, leur propre sûreté? Leur goût mutuel, ce goût que l'on dit manquer aux femmes pour la formation d'amitiés constantes, est-il autre chose que l'attrait de la vanité satisfaite, que l'identité de goût pour quelque art ou quelque science, et enfin que le même besoin, comme on l'a dit de votre sexe, d'échapper souvent aussi à l'isolement et à l'ennui?

Je ne prétends point par ces réflexions cependant ravaler les hommes, mais établir qu'ils ne sont pas plus exempts de faiblesses au détriment de l'amitié, que ne le sont les femmes; et que, de deux choses l'une : ou l'amitié n'exista jamais, ou les femmes sont aussi susceptibles d'en goûter les charmes entre elles que les hommes entre eux.

Observez, jeune malade, qu'en refusant ce sentiment au cœur des femmes, ce serait établir qu'elles ne peuvent être ni de bonnes sœurs, ni de bonnes parentes, ni même reconnaissantes : car que doit être, parmi les femmes, une amitié parfaite, sinon ce qu'elles doivent ressentir pour une sœur, une parente, pour une bienfaitrice, pour lesquelles elles ont tout l'attachement que prescrivent et que donnent ordinairement ces différens titres? Ce sont assurément autant de dénégations dont vous n'admettrez jamais l'exactitude.

Au reste, quoique bien raisonner soit en toutes circonstances un excellent moyen pour bien juger, les faits, lorsqu'ils sont fidèlement rapportés, constituent les meilleurs de tous les jugemens. Or, voici, au sujet de l'amitié, la profession de foi d'une autre dame très-spirituelle et aussi très-célèbre, la comtesse de Beauharnais;

> Sans l'amitié, sans sa douceur,
> La vie, hélas! est importune.
> Que font le rang et la fortune?
> Ah! l'on n'est rien que par le cœur.

Plus le reproche fait à votre sexe me paraît grave, plus je suis persuadé de son injustice, moins je dois être avare de preuves pour en démontrer la fausseté. Aussi vais-je vous en présenter sans nombre et d'irrécusables.

Madame de Boufflers, la mère du chevalier de ce nom, écrivait à la marquise du Châtelet, et lui rappelait ces vers dans lesquels Voltaire, louant sont amabilité, son esprit, ses talens, ses connaissances, lui disait que tout lui plaisait, convenait à son vaste génie :

> Les livres, les bijoux, les compas, les pompons,
> Les vers, les diamans, etc., etc.

La marquise, qui mettait l'amitié bien au-dessus de la science et des diamans, lui répondit :

> Hélas ! vous avez oublié
> Dans cette longue kyrielle
> De placer le mot d'amitié :
> Je donnerais tout le reste pour elle.

Si j'avais voulu suivre l'ordre des temps,

comme on le fait lorsque l'on écrit des ouvrages d'érudition, j'aurais dû laisser plaider les premières leur cause, des femmes qui ont précédé ces dernières; mais l'ordre chronologique importe peu ici, et ce léger dérangement ne vous prouvera que mieux combien les faits se pressent lorsqu'il s'agit de louer dans votre sexe des vertus ou des sentimens.

Je demande donc pardon de ce désordre à madame de Sévigné, qui méritait à bien des égards d'être entendue la première, puisque je ne voulais pas prendre mes exemples dans des siècles plus reculés que celui qu'elle illustra, et je me hâte de la laisser s'exprimer elle-même. « Je trouve, dit-elle, qu'il y a mille choses à dire, mille conduites à tenir pour empêcher que ceux que nous aimons n'en sentent le contre-coup. Je trouve qu'il y a une infinité de rencontres où nous les faisons souffrir, et où nous pourrions adoucir leurs peines, si nous avions autant de vues et de pensées qu'on doit en avoir pour tout ce qui tient au cœur. Enfin je ferai voir qu'il y a cent façons de témoigner son amitié sans la dire, ou de dire par des actions qu'on n'a pas d'amitié, lorsque la bouche assure le contraire. »

Voici maintenant comment parle de l'amitié, et de madame de Sévigné, madame de Brisson, dans l'éloge qu'elle en fait, et qui a été couronné.

« Laissons à madame de Sévigné toute sa gloire; ne diminuons rien de nos hommages; admirons son esprit, encore plus son cœur; rien n'est si sublime que sa tendresse. Ce sont des expressions mille fois répétées, toujours intéressantes et toujours nouvelles; c'est une éloquence intarrissable. Que tout ce qui tient au sentiment en elle fait une douce et vive impression! que l'on y sent bien les charmes de l'amitié! On y voit cette ingénieuse et active tendresse, qui est la vraie façon d'aimer, parce qu'elle est dépouillée de l'amour de soi-même, et qu'elle ne s'occupe que du bonheur des autres. N'appelons vrais amis que ceux qui, rapportant tout à l'objet de leur affection, ne cherchent que son utilité et son bonheur. Ce sentiment constant et animé les éclaire sur le véritable intérêt de ce qu'ils aiment, et leur fait sacrifier souvent leurs goûts les plus chers. Ingénieux à chercher les moyens d'obliger, ardens à les suivre, si la faculté leur manque, ils invitent, ils exhortent, ils sollicitent; et, s'ils sont condammés à l'inaction, qu'elle expression ne donnent-ils pas à leurs regrets, à leurs souhaits! »

Permettez-moi de vous le demander, serait-il possible à des hommes de sentir davantage les devoirs de l'amitié, d'en pousser la délicatesse plus loin? en est-il beaucoup même qui le pourraient jusqu'à ce point? Pour moi, je le croirais

presque hors de leur portée; leur cœur ne me
paraît que difficilement susceptible de telles
nuances de sentimens ; ce n'est pas là de la nature de l'homme ; elle est trop forte pour cela ;
il n'est que l'organisation tendre et déliée de la
femme qui puisse donner à un être la faculté
de sentir d'une manière si exquise ; et ce serait
assurément faire la plus grande injure à la belle
âme des dames que je viens de citer, que de supposer qu'elles n'avaient en vue que des personnes
d'un autre sexe, en exprimant des sentimens si
nobles.

Je ne finirais pas si je voulais rappeler tous
les délicieux mystères de l'amitié dévoilés par
des femmes. J'accorde que les hommes pouvaient aller loin dans un tel pays; mais je suis
persuadé que les femmes seules pouvaient tout
y découvrir.

On a prétendu que l'envie et la concurrence
étaient un obstacle à l'existence de l'amitié
entre des femmes. Le passage suivant des mémoires de madame de Staal répond à ce reproche.
Voici comment elle retrace ce qu'elle éprouvait
pour mademoiselle de Silly au prieuré de Saint-
Louis à Rouen, n'étant encore que mademoiselle
de Launay.

« Aucune pensée ne s'offrait à mon esprit dont
je ne lui fisse part. Je l'aimais comme on s'aime
soi-même, et plus encore, à ce qu'il me semblait.

J'aurais voulu souffrir les maux qui lui étaient destinés pour l'en délivrer. Enfin j'allais jusqu'à prendre des gens en aversion parce qu'ils paraissaient avoir plus d'estime et d'amitié pour moi que pour elle. » Est-ce là une odieuse concurrence ?

On a élevé une autre question : on a demandé si l'amitié pouvait exister entre des personnes de sexe différent ? On se serait, ce me semble , épargné la peine de faire cette demande, si l'on y avait un peu plus réfléchi.

Indépendamment des preuves infinies sans doute de la possibilité d'une telle amitié , qui sont ignorées , car l'amitié s'inquiète peu de la renommée, le mérite et la célébrité de beaucoup de personnes n'en ont-ils pas fait connaître de nombreux exemples ? Les noms de madame de Sévigné et du duc de La Rochefoucault , de madame de La Fayette et du cardinal de Retz, de mesdames Ervard , de La Sablière et de notre immortel fabuliste, déposent hautement en faveur de ce genre d'amitié. La marquise de Lambert, digne historienne de ce beau sentiment, en général , en avait aussi connu les charmes à l'égard de personnes d'un sexe différent du sien. Vous en jugerez bientôt à la manière admirable dont elle résout la question , après l'avoir elle-même posée dans son excellent traité.

Plusieurs lettres de madame de Sévigné sont

remplies de la douleur dont elle fut accablée par la mort du duc son ami, et madame de Sévigné fut une femme vertueuse selon toute la force de ce mot.

Philoctète dit, dans OE*dipe*, en parlant d'Hercule :

L'amitié d'un grand homme est un bienfait des dieux.

Mademoiselle de Montpensier et madame de La Fayette, madame Ervard et madame de La Sablière ont prouvé, les deux premières au poète Segrais, les deux secondes à leur fablier (c'est ainsi qu'elles nommaient La Fontaine), que ce ne serait pas trop présumer d'elles que de leur appliquer le mot de Philoctète, et qu'il peut être aussi des femmes dont le ciel accorde l'amitié dans sa bienfaisance.

Mademoiselle de Montpensier s'était attaché, en qualité de gentilhomme, le poète Segrais. Il demeura vingt-quatre ans dans sa maison. Elle le combla durant ce temps de marques d'estime, de confiance et d'amitié. Cette princesse ayant projeté de s'unir au comte de Lauzun, et Segrais lui ayant donné sur cette union quelques conseils qui ne furent point écoutés, crut devoir se retirer de chez elle. L'amitié d'une dame estimable, de madame de La Fayette, lui procura de nouveau une retraite aussi agréable qu'utile.

Vous connaissez la réponse si célèbre de La Fontaine, et qui a peut-être rendu immortels les noms de mesdames de La Sablière et Ervard. On pourrait la nommer la réponse de l'amitié, tant elle en portait le caractère, c'est-à-dire la simplicité, la franchise et l'inaltérable sécurité.

La mort venait de priver le bonhomme si spirituel de l'amitié de la première de ces deux dames, et de toutes les ressources qu'il trouvait en elle, et que son insouciance lui avait rendues indispensables. Il s'en allait chez la seconde, qui, l'ayant rencontré, lui dit: J'ai appris le malheur qui vient de vous arriver, et j'allais vous prier de venir loger chez moi. J'y allais lui répondit La Fontaine.

Si tout cela n'établit pas suffisamment que l'amitié la plus pure et la plus digne d'éloges peut exister entre des personnes de sexe différent, quelle vérité pourra jamais être prouvée?

Mais voyons maintenant ce que dit à ce sujet sa prêtresse la plus éloquente: « Cela est rare, difficile, dit-elle, mais c'est l'amitié qui a le plus de charme. Elle est plus difficile, parce qu'il faut plus de vertu et de retenue. Les femmes qui ne connaissent que l'amour d'usage n'en sont pas dignes, et les hommes qui ne veulent trouver dans les femmes qu'un bonheur différent, et qui n'imaginent pas qu'elles puissent avoir des qualités dans l'esprit et dans le cœur plus liantes que celles de la beauté, ne sont pas propres à l'amitié dont je parle. Il faut donc chercher à s'unir par la vertu et par le mérite personnel. Quelquefois de pareilles unions commencent par l'amour, et finissent par l'amitié. Quand les femmes sont fidèles à la vertu de leur sexe, l'amitié étant la récompense de l'amour vertueux, elles peuvent s'en flatter. Quand les femmes opposent leurs devoirs à l'amour, et vous offrent les charmes et les sentimens de l'amitié, lorsque d'ailleurs vous leur trouvez le même mérite qu'aux hommes, peut-on mieux faire que de se lier à elles? Il est sûr que, de toutes les unions, c'est la plus délicieuse. Il y a toujours un degré de vivacité qui ne se trouve point entre les personnes du même sexe. »

Jusque-là j'écoutais avec une entière confiance les leçons de l'aimable prêtresse de l'amitié; mais je cesse ici de lui être dévoué : c'est ici que je cesse de croire ; car c'est en ce lieu que se trouve placé dans son beau traité, le tribut que j'ai dit que tout ouvrage humain, même le plus exquis, doit à la faiblesse humaine ; savoir, les défauts qu'elle reproche aux femmes pour qu'elles puissent goûter entre elles les délices de l'amitié. Je ne les reproduirai pas ici puisque je les ai discutés dans le cours de cette lettre, et que je crois en avoir pleinement absous votre sexe. Je les omets donc à dessein, et je rapporte toute ma croyance à la femme qui devait être si digne du sentiment qu'elle décrivait si bien ; elle reprend ainsi avec toute la justesse et toute la délicatesse ordinaire de son esprit : « Quand elles n'ont point usé leur cœur par les passions, leur amitié est tendre et touchante ; il n'y a qu'elles qui savent tirer d'un sentiment tout ce qu'elles en tirent. Les hommes parlent à l'esprit, les femmes au cœur. De plus, comme la nature a mis des rapports et des liens invisibles entre les personnes de sexe différent, on trouve tout préparé à l'amitié. Les ouvrages de la nature sont toujours plus parfaits; ceux où elle n'a pas la plus grande part ont moins D'agrémens. Dans l'amitié dont je parle, on sent que c'est son ouvrage. Ces nœuds secrets, ces sympathies, ce doux penchant auquel on ne peut résister, tout s'y trouve ; un bien si désirable est toujours la récompense du mérite : mais il faut être en garde contre soi-même, de peur qu'une vertu ne devienne une passion dans la suite. »

Quoiqu'elles méritassent bien qu'on leur rendît à ce sujet un hommage entier, un écrivain estimé, Thomas, a du moins été plus juste envers les femmes que les philosophes qui l'avaient précédé, lorsqu'il a dit : Il faudrait peut-être désirer un homme pour ami dans les grandes occasions; mais, pour le bonheur de tous les jours, il faut désirer l'amitié d'une femme (1).

Remarquez que, pour refuser cette seconde espèce d'amitié aux femmes, il faudrait encore, pour être conséquent, établir aussi qu'après ce petit nombre d'années pendant lesquelles ils tenaient le bonheur de la plus durable des passions, deux époux ne ressentent plus l'un pour l'autre que la plus complète indifférence, ce qui serait absurde. La plus grande partie de la vie des époux, au contraire, appartient à l'amitié; elle est effectivement la récompense de l'amour vertueux, et les femmes ne peuvent trop s'attacher à mériter cette récompense; car le règne de l'amitié est plus long que celui de l'amour; il console de la perte de celui-ci, et fait que l'on est du moins toujours aimé.

Il est impossible de mieux exprimer cette vérité que ne l'a fait la marquise historienne de l'amitié, et je me garderais bien d'omettre ici son témoignage : « Plus on avance dans la vie, dit-elle, et plus on sent le besoin que l'on a de l'amitié. A mesure que la raison se perfectionne, que l'esprit augmente en délicatesse, et que le cœur s'épure, plus ce sentiment devient nécessaire. »

En admettant le même principe que ci-des-

____

(1) *Essai sur le caractère et les mœurs des femmes.*

sus, on prétendrait aussi que l'amitié ne saurait exister entre un frère et une sœur. Une telle prétention ne répugnerait pas moins par sa fausseté que par son immoralité, et des exemples touchans de cette amitié ne tarderaient pas à la démentir.

Oui, le cœur des femmes est fait pour éprouver les tendres sentimens de l'amour, comme le cerveau pour concevoir, se rappeler et penser, comme l'oreille est faite pour être émue par les sons; mais l'amitié ne lui est point étrangère. Cela ne pourrait être, puisqu'il s'agit toujours, dans l'un et l'autre cas, d'aimer, de chérir, de sentir avec tendresse et sans bornes.

Mais, comme l'amitié est un des plus beaux sentimens, un des plus beaux priviléges de l'homme, elle ne peut être l'apanage que des belles âmes, du mérite et de la vertu réunis; de là vient que les véritables amis ont été de tout temps si rares. En effet, pour posséder de véritables amis, il faut le discernement le plus sage et le plus exquis pour les choisir; un bon naturel pour les chérir avec le plus parfait désintéressement; toutes les qualités pour les conserver, un courage insurmontable pour les défendre lorsqu'ils sont accusés injustement; et, lorsqu'ils le sont avec justice, de l'habileté pour les excuser sans les approuver (car qui peut ne jamais faillir?); une libéralité délicate et illimitée pour les secourir sans les affli-

ger ; de l'intelligence, du savoir et de la com-
plaisance, autant que de la modestie pour les
conseiller et les éclairer sans les blesser, lorsqu'ils sont dans l'erreur ou peu instruits.

Les mémoires de madame de Staal conservent
le nom d'une femme qui a encore offert ce mo-
dèle. Après avoir retracé de la manière la plus
intéressante une foule de belles qualités dont
madame de Bussy, son amie, était douée, madame de Staal continue ainsi : « Mais ce qui,
plus que tout le reste, lui attachait ses amis,
c'est qu'on trouvait en elle la vraie et parfaite
amitié, si souvent soupçonnée de n'être qu'une
vaine idée. La confiance qu'elle savait inspirer
était celle qu'on a pour soi-même, et volontiers
on lui eût dit ce qu'on aurait eu peine à s'a-
vouer ; le tendre intérêt dont on la voyait pénétrée, sa vive attention à ce qu'on lui disait,
allaient jusqu'au fond du cœur, et en déve-
loppaient les replis les plus cachés. La sagesse
de ses conseils, sa manière de les faire goûter,
ajoutaient l'utilité aux charmes de la confiance
qu'on avait en elle. »

Le sentiment dont je viens de vous entretenir,
et qui exige peut-être la réunion de toutes les
belles qualités chez les personnes qui doivent
l'éprouver, était bien propre à détourner mon
attention des infortunées qui n'ont de penchant

que pour un vice affreux ; aussi les ai-je perdues de vue depuis long-temps ; mais il est si peu de rapport entre elles et les personnes qui se vouent à la délicate et sublime amitié, qu'il était difficile de ne pas les oublier. Qu'a de commun avec elles, en effet, ce sentiment ? Où prendraient-elles tant de vertus et de mérite ? Comment pourraient-elles remplir de si doux et de si nobles devoirs ? Un véritable ami est un être qui sent, qui pense, qui agit par excellence ; c'est un parfait philosophe ! La véritable amitié ne peut être le fruit que du plus heureux naturel ou de la plus pure philosophie ! Quelle distance de la situation heureuse dans laquelle ces deux conditions supposent, l'une et l'autre, l'esprit et le cœur, à la plus ignoble et à la plus corruptrice des passions !

« La vertu et le goût ont formé les amitiés dont la mémoire est venue jusqu'à nous : il faut aussi dans l'amitié des mœurs pures ; vous courez trop de risque de vous unir avec une personne de mœurs déréglées. Le premier mérite qu'il faut chercher dans votre ami, c'est la vertu (1) ; c'est ce qui nous assure qu'il est ca-

(1) *Nec sine virtute amicitia esse ullo pacto potest.* (Cic. *de Amicitiâ,* cap. 6.)

pable d'amitié, et qu'il en est digne. N'espérez rien de vos liaisons tant qu'elles n'ont pas ce fondement, lit-on dans le *Traité de l'Amitié.*»

Cependant est-il un seul mot dans ces préceptes qui puisse être dit des tristes amantes de la solitude? sont-elles vertueuses?

Si une habitude funeste peut chasser du cœur tous les sentimens aimables et honnêtes, pour leur en substituer ou d'affreux, ou de dignes tout au plus de pitié; si elle peut dénaturer, comme nous l'avons vu, au point de ne pas laisser à la piété filiale une larme à donner à la perte de parens jadis les plus chers, au point de mettre à la place de la tendresse conjugale, non-seulement de l'indifférence, mais encore une horrible aversion, de quel droit voudrait-on qu'elle laissât dans le cœur la douce et généreuse amitié avec toutes ses délices?

Il est difficile de ne pas être encore accusé d'exagération lorsqu'on a de tels malheurs à décrire: l'imagination elle-même recule devant leurs récits; ils sont trop hideux pour que j'en multiplie ici le nombre; je me bornerai au suivant: J'ouvre les lettres publiées à Paris par le docteur Doussin-Dubreuil, et j'y trouve ces mots: « Uniquement à ma passion, tout ce qui était autour de moi m'était à charge; plus de liaisons qui pussent me distraire; mes amis les plus chers même m'étaient devenus odieux; » et selon la belle définition d'un ami par un ancien : c'est une âme qui vit dans deux corps (1) !

Ainsi donc il n'est que trop vrai, si l'on voit toutes les fonctions du corps en santé s'altérer, tous les charmes de la beauté s'évanouïr sous la domination de la passion vicieuse de la solitude, on ne voit pas moins disparaître sous son influence mortelle jusques à la dernière trace, tous les sentimens honnêtes, sans en excepter un seul. Il ne faut pas plus aller chercher chez les tristes solitaires les héroïnes de l'amitié que celles de la piétié filiale, de l'amour conjugal et de la tendresse maternelle.

En vain le jour de l'hymen, placée à côté de l'amour, l'amitié est promise et réservée à la vieillesse ; en vain l'amour et l'amitié jurent de faire ensemble le bonheur de la vie entière : si quelque vice éteint le premier avant le temps, la seconde n'est pas plus ménagée (2).

(1) Expression d'Aristote, équivalant à celle de Pythagore sur le même sujet : Notre ami n'est qu'un autre nous-même ; paraphrasée de bien des manières : Quand je suis avec mon ami, nous ne sommes pas deux, etc., etc., etc.; et que Montaigne semble avoir voulu aussi rendre à sa manière, quand il a dit : Quand je me demande d'où vient cette joie, cet aise, ce repos que je sens lorsque je vois mon ami, c'est que c'est lui, c'est que c'est moi, c'est tout ce que je puis dire.

(2) Le même axiome peut être établi en morale comme

LETTRE XXIII.

Que les femmes ont besoin d'être aimées.

Vous vous rappelez ces vers dans lesquels une dame dit, au sujet de l'amitié, que l'on n'est rien que par le cœur; elle a raison; mais l'on n'est rien non plus, si un sage empire sur soi-même ne rend digne de sa propre estime comme de celle des autres. « Une belle femme est bien, comme on l'a souvent répété, le chef-d'œuvre de la nature; mais ce chef-d'œuvre n'est pas fini, dit l'auteur de très-bons conseils aux femmes, dans un petit traité intitulé *l'Ami des femmes*, s'il manque quelque chose à l'âme, et c'est de ce côté que devrait se tourner l'ambition des femmes. Quand la beauté est jointe au solide mérite, on peut dire qu'elle honore l'humanité; la vertu rend une femme plus belle, la beauté, à son tour, ajoute un nouveau lustre à la vertu, qui est en

en médecine : « De deux passions simultanées, la plus véhémente obscurcit celle qui l'est moins. »

quelque sorte alors personnifiée, et rendue visible avec ses traits dans la personne d'une femme aimable et sage. »

Cette alliance semble si naturellement devoir exister, cette beauté des traits conviendrait si bien à la vertu, que presque toujours on la prend pour elle. Quel malheur lorsqu'elle se présente seule ! que d'aimables sentimens leur union eût inspirés, et que l'honneur et la raison empêchent de concevoir !

Cependant, si des personnes s'accordent à elles-mêmes si peu d'estime, si elles se reconnaissent si peu vertueuses qu'elles n'osent pas se nommer, quelle considération leur doivent les autres ? Or, toutes les fois que de malheureuses victimes du délire solitaire sont obligées de demander des secours et d'éclairer les médecins sur la cause de leurs souffrances, elles ne le font presque jamais que par des lettres, tant qu'il leur reste la force d'écrire, et sans se nommer.

Mais où me laissé-je emporter dans ces conseils ! Eh ! qu'y aurait-il de plus étrange que vous ne fussiez estimée ni respectée ? vous devez l'être. Ce ne sont pas là les seuls sentimens auxquels vous avez droit, on doit encore vous honorer et vous chérir.

Vous chérir ! ce mot rappelle toute la tendrese de vos parens pour vous ! Que de chagrins ! que de larmes ! s'il était arrêté qu'une mort cruelle...

jeune encore...; mais ce n'est pas là le sort qui vous attend; votre sagesse vous conservera long-temps à leur amour.

On a encore dit qu'une belle personne vicieuse est un monstre; et rien n'est plus vrai. Ce n'est point là le chef-d'œuvre de la nature, puisqu'elle réunit les choses les moins faites pour s'allier, la beauté du corps avec la laideur morale, ce qu'il y a de plus propre à charmer avec ce qu'il y a de plus abject. Si l'on rencontre une telle femme, et il en est malheureusement, quelque éblouissante d'attraits qu'on puisse la supposer, elle ne mérite pas l'admiration, on ne doit la considérer tout au plus que comme une belle plante, un joli vase échappé de la main des Grâces, qui, devant être rempli de doux parfums, ne renfermerait au contraire que le plus dangereux poison.

L'honnête homme, dont les jugemens sont dès l'abord le plus souvent favorables, la recherche ; mais si elle est telle qu'elle mérite la qualification de monstre dans le sens dont je viens de parler, c'est-à-dire si elle n'a que de la beauté sans mœurs, elle éprouve bientôt que les attraits les plus séduisans, y réunît-elle même tous les dons de l'esprit et de la naissance, sont bien loin de constituer ce que l'on appelle le solide mérite, et d'en attirer la considération.

Il y avait anciennement à Rome deux temples

qui étaient disposés de manière qu'il fallait passer
par le premier pour parvenir dans le second ; le
premier était dédié à la vertu, le second à l'honneur. On aperçoit de suite en cela le but que
leurs fondateurs s'étaient proposé : ils avaient
voulu apprendre qu'il n'est pas d'honneur sans
la vertu.

Si ce mot de La Bruyère a été trouvé juste jusqu'à un certain point : « Le caprice est tout près
de la beauté pour lui servir d'antidote, » c'est-à-
dire pour empêcher que l'on n'en soit trop fortement subjugué, que doit-ce être lorsqu'on ne rencontre chez les femmes que l'insensibilité la plus
absolue, la mauvaise humeur (1), la laideur,

(1) La douceur et la grâce du caractère paraissent si
indispensables à Plutarque, pour le bonheur de personnes
unies par le mariage, « que, sans elles, il ne faut point
qu'une femme se confie en ses biens, ni en la noblesse de
sa race, ni en sa beauté, mais en ce qui touche de plus
près au cœur de son mari ; c'est-à-dire en son entretien,
en ses mœurs, et en sa conversation, donnant ordre que
toutes ces choses ne soyent point dures, fâcheuses, ni
ennuises par chascun jour à son mari, ainsi plaisantes,
agréables et accordantes à ses conditions. Car tout ainsi
que les médecins craignent davantage les fièvres qui s'en-
gendrent de causes occultes, assemblées de longue main
petit à petit, que celles qui viennent de causes toutes
apparentes et manifestes : aussi y a-t-il quelquefois de
petites hargnes et querelles quotidianes et continuelles

l'inconduite, qui sont presque toujours les suites des habitudes vicieuses; en un mot, quand on ne rencontre que des femmes que l'on ne saurait estimer?

Cependant il est indispensable de se faire estimer si l'on veut plaire. L'estime que l'on accorde à des qualités que l'intérêt de la société a fait convenir d'honorer, porte avec elle un prestige favorable aux personnes qu'elle environne; elle est aussi en elles une espèce d'attraits. On estime beaucoup une personne, soyez sûre qu'elle plaît déjà sous beaucoup de rapports. Les personnes délicates surtout ont autant besoin d'estimer que d'admirer; il leur serait impossible d'aimer sans estimer. Aimer et ne pas estimer sont pour elles deux manières de sentir qui se repoussent l'une l'autre; et, en effet, l'idée de l'existence de ces deux sentimens en même temps ne répugne-t-elle pas à l'esprit? S'il est vrai que l'on ne peut aimer long-temps une personne qui n'a que de la beauté sans esprit, on doit aimer bien moins long-temps encore celle que l'on ne saurait estimer; et, faisant ici dans un sens inverse le raisonnement que j'ai fait

entre le mari et la femme, que ceux de dehors ne voyent ni ne cognoissent pas, qui les séparent plus l'un de l'autre et gâtent plus le plaisir de leur société conjugale que nulle autre cause. » (*Préceptes sur le mariage.*)

plus haut, je crois que je ne dirais pas avec moins de vérité, en parlant de cette nouvelle personne, que je ne l'ai fait en parlant de la première : on ne l'estime pas, soyez sûre qu'elle n'aura bientôt plus aucun charme ; soyez sûre qu'elle déplaît déjà sous beaucoup de rapports : encore quelques instans, et les faibles liens qui attachaient à elle auront bientôt cessé d'exister.

Mais qu'elle est bien différente, qu'elle est digne, au contraire, de louange et d'amour, la femme dont la figure touchante, et toute la vie, toujours d'un admirable accord, n'ont jamais offert que douceur, innocence et sagesse ; sur les traits et dans les yeux de laquelle on ne saurait lire encore toute la pureté, toute la beauté de son âme ! Elle parle, elle sourit, elle agit, tout en elle inspire la confiance et bannit le soupçon. Comment cela ne serait-il pas, si elle ne fut jamais qu'un assemblage parfait de grâce et de chasteté, de candeur et de noblesse ? Titus encore pourrait dire d'une telle femme :

> Soin de plaire sans art. . . . .
> Beauté, gloire, vertu, je trouve tout en elle (1).

Oh ! certes, une semblable personne est le chef-d'œuvre de la nature ! Quels cœurs honnêtes n'at-

----

(1) Racine, tragédie de *Bérénice*, acte 2, scène 2.

tacheraient à sa possession le bonheur suprême!
Si l'on compare une si belle vie à celle de la
femme que l'on ne pourrait estimer, elle est effectivement le jour le plus doux et le plus pur éclai-
rant une campagne délicieuse (1), comparé au
jour le plus orageux, faisant d'une pareille campagne un champ de peines et de malheurs.

« Le roi Philippe, dit Plutarque, aimoit une
femme de Thessalie que l'on mescroyoit de l'a-
voir charmé et ensorcelé : parquoy la royne
Olympias sa femme fit tant qu'elle l'eut entre
ses mains; mais quand elle l'eut bien regardée
et bien considérée, comme elle était belle et de
bonne grâce, et comme sa parole sentoit bien
la femme de bonne maison et bien apprise:
Arrière, dit-elle, toutes calomnies; car je voy bien
que les charmes dont vous usez sont en vous-
même. C'est donc une force inexpugnable,
ajoute ce grand moraliste, qu'une femme épou-
sée et légitime, qui met en elle-mesme toutes
choses, son avoir, sa noblesse, ses charmes,
voire tout le tissu mesme de Vénus, s'estudie
par douceur, bonne grâce et vertu, d'acquérir
l'amour de son mari. »

J'ai dit, il n'y a qu'un instant, que, lors même
qu'une femme vicieuse réunirait les attraits les

______

(1) Comparaison de Rousseau et de Zimmermann, citée dans les lettres précédentes.

plus séduisans de la beauté à ceux de l'esprit,
elle ne pourrait être considérée, si elle n'a su se
concilier l'estime : en voici plusieurs preuves
parmi un nombre beaucoup plus grand que je
pourrais rapporter.

L'histoire et la littérature vous ont fait connaître Sapho, née à Lesbos, île de la mer Égée,
en Grèce; elle ne passe point pour avoir reçu en
partage le don de la beauté; mais elle possédait
un génie lui-même si beau, et un talent si rare
pour la poésie, que les Grecs, qui étaient les
hommes les plus spirituels de la terre, l'avaient
surnommée la dixième muse (1) : elle eût pu s'acquérir l'estime et le respect le plus grand. Cependant elle conçoit un amour insensé pour Phaon,
jeune Lesbien; elle n'en est pas aimée, ne sait
pas triompher de sa passion, s'en nourrit plutôt
que de la combattre, et, cédant enfin à son
désespoir, elle se précipite du haut du rocher
de Leucade dans la mer, ne laissant après elle
que la réputation d'une femme de mœurs très-
communes.

L'impératrice Julie, femme de Septime Sévère, placée dans des circonstance plus favorables encore pour acquérir la véritable gloire, ne
l'a pas mieux obtenue.

Née en Syrie, et fille d'un prêtre du soleil,

____

(1) *Voyage d'Anacharsis.*

elle avait reçu de la nature un esprit transcendant ; homme d'état, dit Thomas, elle obtint la
confiance de son époux, qui, sans l'aimer, ne
gouvernait que par ses conseils. Elle cultiva les
lettres, passa sa vie à s'instruire, et partageant
son temps entre les plaisirs et les affaires. Occupée des gens d'esprit dans son cabinet, des
hommes les plus aimables de Rome dans son palais, et de grands intérêts sur son trône, elle parvint à une célébrité méritée. Sous le règne de son
fils, elle eut la même influence que sous son
mari. Cependant ayant reçu tant de dons en partage, comme elle n'eut pas le premier de son
sexe, et que sa philosophie ne lui donna pas des
mœurs, elle fut plus vantée que respectée, et
son souvenir a laissé plus d'éclat que de vénéra-
tion (1).

Une dame d'une naissance distinguée avait
amené ses deux filles chez Ninon de Lenclos ; sa
visite était finie, cette dame se retirait, Ninon, la
prenant à part, lui dit : « Madame, vous me faites beaucoup d'honneur en m'amenant mesdemoiselles vos filles ; mais leur naissance, leur fortune et leur beauté leur donnent droit de prétendre à des établissemens honorables et avanta-

(1) *Essai sur le caractère, les mœurs et l'esprit des
femmes*, etc.

geux ; en venant chez moi, elles pourraient se faire tort. »

Cependant Ninon avait donné des preuves d'une probité rare ; elle avait autant d'élévation d'âme que d'esprit et de beauté ; elle réunissait souvent chez elle les plus illustres et les plus grands hommes de son temps, les Condé, les Turenne, les Vivonne, les Villarceaux, Molière, La Fontaine ; Voltaire lui fut présenté encore jeune (1) ; mais elle n'avait pas non plus les mœurs de son sexe. La remarque généreuse qu'elle fit faire à la dame qui lui avait amené ses filles, atteste néanmoins qu'elle n'ignorait pas combien la réputation des femmes est une chose importante et délicate, quoiqu'elle n'eût pris que fort peu de soin de la sienne : aussi est-ce avec beaucoup de raison que madame de Maintenon dit dans une de ses lettres : « Rien n'est plus habile qu'une conduite irréprochable. » Toute la politique des femmes me semble renfermée dans ce peu de mots.

On pourrait répondre, en faveur de Ninon, qu'elle ne faisait faire cette observation à cette dame que parce qu'elle recevait chez elle un très-grand nombre d'hommes ? Mais mesdames de Sévigné, de La Fayette, de La Sablière, n'admettaient-elles pas aussi dans leur société les

____

(1) Condorcet, *Vie de Voltaire.*

La Rochefoucault, les La Fare, les La Fontaine, les Racine, et beaucoup d'autres hommes fort aimables? Et cependant auraient-elles pensé que des jeunes personnes se seraient perdues en s'y présentant? Non, sans contredit; et vous n'eussiez été ni compromise, ni déplacée chez ces dames, parce qu'elles avaient des mœurs.

Il serait impossible de le dissimuler, Ninon jugeait très-bien que les siennes ne pouvaient lui mériter l'estime, et que mille belles qualités qui la lui auraient si facilement fait accorder ne pouvaient cependant lui en tenir lieu (1).

On dirait que la marquise de Lambert avait cette femme célèbre présente à l'esprit, lorsqu'elle dit à sa fille, dans le petit traité qui porte le nom de *Conseils à ma fille* : « Vous avez deux tribunaux inévitables devant lesquels vous devez passer, la conscience et le monde. Vous pouvez échapper au monde, mais vous n'échapperez pas à la conscience, vous vous devez à vous-même le témoignage que vous êtes honnête. »

(1) Si l'on en juge d'après une lettre de Ninon, insérée dans les œuvres de Saint-Évremont, elle ne trouva pas plus le bonheur que l'estime dans la manière de vivre qu'elle avait adoptée. Elle avoue dans cette lettre, qu'elle n'a jamais été heureuse; et, pour le mieux assurer, elle ajoute : « Qui m'aurait proposé une telle vie, je me serais pendue. »

Les jeunes personnes ne sauraient donc trop s'attacher à la chasteté, qui leur donne le droit de s'estimer elles-mêmes, qui leur attire la plus utile considération, qui les rend si aimables, et fuir, au contraire, tout ce qui peut exposer un jour leurs mœurs à se corrompre ; de même qu'un grand nombre de vices, beaucoup de vertus se donnent en quelque sorte la main. La chasteté est la pudeur secrète. Son oubli conduit à celui de toute pudeur, et les hommes dont le jugement a de tout temps été du plus grand poids ont toujours parlé d'elle comme de la chose la plus honorable et la plus sacrée. Aristote, Gallien, Plutarque, Valériola, qui étaient philosophes, historiens ou médecins, s'accordent à dire que, lorsqu'elle existe chez les jeunes gens, elle paraît y indiquer un sentiment particulier d'honnêteté ; qu'elle y annonce un naturel d'une bonne espérance ; d'autres l'appellent une certaine ingénuité, un certain ornement de la vie ; et Cicéron, la gardienne de toutes les vertus.

Un roi de France a dit que, si la bonne foi pouvait être exilée du reste de la terre, il devrait être impossible qu'on ne la retrouvât pas sur la bouche des rois (1) ; il me semble que l'on pourrait dire de même : Si la chasteté pouvait abandon-

_____

(1) Mot que l'on dit avoir été familier à Jean, Roi de France, surnommé le *Bon*.

ner le reste de la terre, il devrait être impossible qu'on ne la retrouvât pas chez les femmes.

On est encore convenu que, si le point d'honneur consiste, chez les hommes, dans la valeur et la probité, il consiste, chez les femmes, dans la décence et la chasteté.

Mais je m'arrête là, c'est assez parler d'estime à une personne à laquelle on l'accordera toujours au plus haut degré, et de décence à la décence elle-même.

LETTRE XXIV.

De tous les maux qui sont la suite des habitudes secrètes.

La jeune solitaire ne connaîtra donc pas le bonheur. Elle s'en éloigne chaque jour; une fois privée de tous les dons de la nature, une fois qu'il n'est plus de retour à la guérison ni à la volonté (et il est une limite où il n'en est plus), comment pourrait-elle être heureuse? Serait-ce en faisant la gloire et l'ornement de sa famille? Mais elle n'a ni santé, ni beauté, ni esprit, ni vertus.

Serait-ce par une piété exemplaire? Elle n'en a
pas eu assez pour lui faire le sacrifice de la faiblesse la plus dangereuse pour elle-même; son
erreur est le dieu qui l'occupe tout entière. Serait-
ce par une alliance brillante? Quelle personne
daignera la rechercher malade ou accablée d'infirmités? Lui aurait-il été réservé enfin de donner
le jour à d'aimables enfans? Mais si, avant qu'elle
succombât à sa fatale passion, un époux lui de-
mandait le bonheur d'être père, il n'aurait peut-
être bientôt plus que la douleur de l'être, douleur qu'elle ne ressentirait que trop aussi, car le
même jour éclairerait la naissance et la triste
destinée de ses enfans, trop faibles pour lutter
contre les nouveaux élémens au milieu desquels
ils devraient désormais puiser la vie (1), ou pour
vivre du moins exempts d'infirmités.

(1) On sait que l'idée fondamentale du système de Brown
est que tout dans la nature est excitant, physiologiquement
parlant; que la vie n'est que le produit de l'excitation des
êtres vivans par les corps au milieu desquels ils existent,
d'où il fut induit à penser que tantôt sans doute il y avait
défaut, tantôt excès d'excitation, et que de là sans doute
aussi venaient les maladies : conception sublime! mais
dont l'auteur, ne sachant pas tenir un juste milieu, ne fit
pas faire à la science tous les progrès qu'il eut pu lui faire
faire. Cependant le très-judicieux observateur M. Chaussier a fait, dans ces derniers temps, à l'hospice de la Ma-

Quelques signes, comme je vous l'ai dit, avaient, il est vrai, fait craindre à vos parens (vous leur êtes si chère!) que vous n'eussiez été réduite un jour à un semblable malheur; mais cette crainte n'était elle-même que l'effet d'une erreur. Vous

ternité, dont il est le médecin, une remarque qu' peut jeter beaucoup de lumières sur les idées de Brown, et dans la pratique de la médecine, surtout chez les enfans nouveau-nés. Ce savant professeur a remarqué que, de ceux de ces enfans qui mouraient peu de temps après leur naissance, le plus grand nombre mouraient de péripneumonies occasionées par l'impression nouvelle de l'air sur leurs poumons, trop délicats pour n'en être pas affectés, quelques précautions que l'on prît à cet égard (II.).

Hippocrate, ou l'auteur du livre *de la Grossesse de sept mois*, dit bien que la plupart des enfans qui naissent à cette époque ne vivent pas, parce que, n'étant point encore suffisamment développés, ni assez forts, ils souffrent plus que les autres du changement en passant à l'air, et qu'ils ont encore à souffrir le mal de quarante jours, qui tue plusieurs de ceux qui naissent le dixième mois. L'auteur du même livre dit également qu'à huit mois finit un état inflammatoire de la mère et de l'enfant. Mais l'auteur des *Coaques* dit aussi, dans l'appendix du onzième livre, qu'on n'a point la pleurésie, la péripneumonie et autres maladies qu'il cite, avant l'âge de la puberté; qu'on ne doit pas les craindre avant cette époque. La vérité et l'inexactitude avaient également leur part dans ces diverses assertions. L'illustre professeur que je viens de nommer a jugé la question.

remplirez au contraire à votre tour, avec toute la satisfaction qu'ils procurent, les devoirs d'une mère soigneuse :

> Qui , si Morphée endort sa tendre vigilance,
> Au moindre bruit rouvrant ses yeux appesantis,
> Inquiète, court, vole au berceau de son fils;
> Dans le sommeil long-temps le contemple, immobile ,
> Et rentre dans sa couche à peine encor tranquille (1).

Mais que de maux eussent suivi une telle faute ! qu'elle vous eût coûté cher ! qu'il est d'autre plaisirs encore de l'heureuse maternité que vous n'eussiez pu goûter ! Au don de la lumière que vous auriez fait à votre enfant, comment auriez-vous pu joindre celui d'un lait salutaire et fortifiant? quel sein, quel doux breuvage auriez-vous pu lui communiquer lorsque vous-même auriez été constamment languissante? Tandis que l'on a vu des mères vertueuses acquérir, par l'allaitement, des attraits qu'elles n'avaient point auparavant (2), comme si la nature les eût réservés pour en faire un jour l'aimable et juste récompense de leur bonne conduite et de leur tendresse. Insensible dans cette supposition, vous n'eussiez pu prodiguer de bienfaisantes caresses à vos enfans; sans vertus ni mérite, comment les auriez-

(1) Legouvé, *Mérite des femmes*.
(2) Hugues Smith , *Guide des mères*.

vous élevés? Enfin rien n'eût-il pu détruire en vous les sentimens d'une bonne mère, d'une bonne épouse, vous n'en auriez été que plus à plaindre, puisque vous vous seriez ravi d'avance les moyens d'en remplir les devoirs.

Non-seulement vous eussiez privé par votre faute, et par la destruction de votre santé, les innocens objets de votre amour de jouir long-temps du bienfait de la vie, mais vous-même portant déjà dans votre sein l'altération de votre poitrine; la mort, la pâle mort, marchant avec vous à l'hôtel de l'hymen sous de pompeux habits, au flambeau de ce dieu, à sa guirlande si flatteuse pour le cœur des mères, aurait mêlé ses affreux symptômes; et désespéré, ayant à peine eu le temps de vous serrer dans ses bras, votre époux, les yeux pleins de larmes, les mains pleines de fleurs, naguère destinées à un tout autre usage, votre époux, votre malheureux époux, aurait tout au plus été réduit à s'écrier près d'une tombe, en soupirant, les regards tournés vers le ciel:

> J'allais chanter une fête,
> Il faut pleurer un trépas!
> Ainsi périt une rose
> Que frappe un souffle mortel.
> On la cueille à peine éclose
> Pour en parer un autel;
> Depuis l'aube matinale

> La douce odeur qu'elle exale
> Parfume un temple enchanté ;
> Le jour fuit, la nuit fatale
> Ensevelit sa beauté (1).

Mais cet hymne funéraire, bien digne de vous, ne doit pas encore être entendu. Des noces qui se célébreront sous d'heureux auspices, où la raison, les grâces et la douceur uniront à jamais l'hymen et l'amour avec des liens de fleurs, des noces délicieuses vous attendent. Votre mari écrira, comme Pline, aux auteurs de votre félicité mutuelle, c'est-à-dire aux parens desquels il vous aura obtenue : « Nous vous remercions, moi, de ce qu'elle est ma femme, elle, de ce que je suis son mari; tous deux, de ce que vous avez uni deux personnes faites l'une pour l'autre (2). » Votre mari aussi n'aura éprouvé de vous durant toute sa vie, d'autre chagrin que celui de vous avoir perdue, si après un long hymen vous allez la première l'attendre dans l'éternité (3).

L'auteur de la tragédie intitulé *la Mort d'Abel*, et de l'un des meilleurs poëmes sur le mérite

(1) Gresset, épître à une dame pour la consoler de la perte de sa fille morte religieuse.

(2) Pline le jeune à sa tante, lettre 19, liv. 4.

(3) Allusion aux paroles de Louis xiv, lorsqu'on lui apprit la mort de Marie-Thérèse d'Autriche, sa femme.

des femmes, Legouvé écrivait à son épouse en lui adressant cette dernière composition :

> Je gémis que de ses années
> L'homme jamais, hélas ! ne remonte le cours.
> Oui, je voudrais à tous vos jours
> Avoir joint toutes mes journées.
> Autrefois de l'Éden , de ce lieu de bonheur,
> Sur la scène j'offris l'image.
> Il était dans mes vers quand je fis cet ouvrage,
> Depuis que je vous aime , il est tout dans mon cœur.

Voilà encore les sentimens qu'un époux vous réserve : belle et vertueuse, vous ne lui ferez aussi rêver que l'Éden auprès de vous.

Mais si les personnes qui ont, comme vous, été si favorisées de la nature, ont encore besoin cependant, pour être aimées, de tant de sagesse et de belles qualités, soit du cœur soit de l'esprit, combien celles qui semblent au contraire avoir été oubliées, n'être pour ainsi dire que les orphelines de la nature, ne doivent-elles pas s'attacher à trouver dans une constante sagesse les charmes et les moyens de plaire qui leur ont été refusés !

Socrate avait coutume de conseiller aux jeunes hommes qui se regardaient dans des miroirs, s'ils étaient laids, de corriger leur laideur par la vertu ; et, s'ils étaient beaux, de ne point souiller leur beauté par le vice. « Aussi seroit-il bien honeste, dit Plutarque, que la dame mariée quand elle

tient son mirouër en sa main, parlast ainsi en
elle-mesme, si elle est laide : Que sera-ce donc
de moy, si je deviens encore meschante? Et si
elle est belle : Que sera-ce au prix, si je demeure
honeste et sage? Car si la laide est aimée pour sa
bonne grâce et pour ses honnestes mœurs, celui
est plus d'honneur que si c'étoit pour beauté. »

Si l'amitié, comme l'a dit la marquise de
Lambert, est le prix de l'amour vertueux, le
mariage est en général, sinon toujours, la récompense de la jeunesse vertueuse. L'estime resserre fréquemment aussi les liens de cette société
de bienfaisance (le mariage), que de mauvaises
mœurs ne brisent que trop souvent. On voit
même chaque jour des femmes, privées des avantages de la beauté, inspirer des passions fortes et
durables, parce qu'elles inspirent et méritent
l'estime, et justifier ainsi ce beau sentiment d'un
ancien : « Zeuxis me présenterait une beauté parfaite, chef-d'œuvre de son pinceau, que j'aimerais
mieux contempler la vertu d'une femme (1). »

Vous n'êtes pas née sans agrémens, disait encore la marquise de Lambert à sa fille, mais vous
n'êtes pas une beauté, cela vous oblige à faire
provision de mérite.

Elles sont donc bien à plaindre les femmes qui

______

(1) Xénophon, *OEconom*., paroles d'Ischomaque à
Socrate.

n'ont reçu ni la grâce, ni la sagesse, ni les charmes de la figure, ni les attraits si précieux de la vertu et des bonnes mœurs, ainsi que celles même qui ne sont que belles.

On a remarqué qu'après un certain âge, les femmes vivent plus long-temps que les hommes. Celles qui échappent aux dangers qui accompagnent ordinairement cet âge, peuvent donc compter sur environ quatre-vingts ans. Or, si une jeune personne qui corrompt ses mœurs à dix-huit ou vingt ans, ou ne succombe pas, ou ne traîne pas dans l'ennui, dans le délaissement et les infirmités, les soixante autres années qui peuvent encore lui appartenir, qu'elle rende grâce au destin, il a changé ses lois pour elle.

Je terminerai enfin tout ce que je m'étais proposé de vous dire dans ces lettres sur les dangers des habitudes vicieuses, par cet hommage illustre rendu aux bonnes mœurs de toute espèce, par la présidente de Brisson, dans son éloge de madame de Sévigné. « Qu'il est aisé, dit cette dame orateur, d'être heureuse avec des mœurs simples! et qu'il est doux de trouver son bonheur dans l'amour de ses devoirs, dans l'étude, dans le travail! Sexe aimable, qui passez votre vie dans une dissipation qu'on appelle le plaisir, et qui émoussez votre sensibilité en épuisant tous les amusemens frivoles, ignorez-vous qu'il est une joie douce et recueillie qui satisfait toujours l'âme et ne la dégoûte jamais, la joie de s'estimer soi-même! Ah! si jamais vous vous renfermiez dans un cercle de distractions futiles ou d'opinions bizarres, vous perdriez vos plus beaux droits, et votre empire serait détruit ; aspirez au beau privilége de fixer à la fois les mœurs, les usages, les goûts! »

L'observation, jeune malade, attestera toujours l'excellence de tels conseils (1).

(1) Marc-Aurèle Antonin, cet empereur philosophe que son rang et sa puissance avaient si bien mis à portée d'apprécier ce que l'on appelle le bonheur des voluptés, et le bonheur que procurent des mœurs simples et la vertu ; ce prince, qui fut si vertueux lui-même, auquel l'amour et la reconnaissance du peuple romain érigèrent un temple, et duquel on prétend que ses amis se partagèrent à sa mort les tablettes, dont les feuillets étaient regardés comme des restes précieux et sacrés, Marc-Aurèle jugeait la simplicité de mœurs et la pudeur si importantes au bonheur, que les plus belles maximes se présentent à chaque instant sur ces deux objets, dans le *Recueil de ses pensées*.

« Le goût du plaisir, se dit à lui-même ce grand homme, nous fait souvent illusion ; mais examine bien si on ne goûte pas plus de satisfaction du côté où se trouvent la grandeur et l'égalité d'âme, la liberté, la simplicité, la sainteté des mœurs. Chap. 18.

« Embellis ton âme de simplicité, de pudeur et d'indifférence pour tout ce qui n'est ni vice ni vertu. Chap. 27, paragraphe 1.

A MADAME *****.

LETTRE PREMIÈRE.

Des habitudes secrètes chez les très-jeunes filles. — Exemples.

MADAME, il ne vous suffit pas d'avoir soustrait, me dites-vous, à un très-grand danger l'une de

« Tu mourras bientôt, et tu n'as pas encore des mœurs simples, etc. Même chap., paragr. 6.

« Fais taire ton imagination ; contiens tes désirs ; éteins ta cupidité ; que ton âme se possède elle-même. *Ibid*, paragr. 12.

« Que personne ne puisse dire avec vérité que tu n'es pas simple dans tes mœurs, ou que tu n'es pas homme de bien. Fais mentir quiconque sera de ce sentiment ; car tout cela dépend de toi. Quelqu'un t'empêchera-t-il d'être bon et d'aimer la simplicité, prends seulement une bonne résolution de renoncer à la vie plutôt qu'à la vertu ; car la raison ne te permet pas de vivre autrement. *Ibid*, paragr. 16.

« Prends garde de te croire supérieur à toute loi, comme les mauvais empereurs, prends garde de faire naufrage, il n'y en a que trop d'exemples. Persiste donc à vouloir être simple, bon, de mœurs pures, grave, ennemi

mesdemoiselles vos filles ; vous me demandez maintenant comment vous pourriez prévenir même un semblable malheur chez vos autres enfans.

Cette sollicitude vous honore. Rien n'est plus digne d'éloges que l'attention d'une mère à conserver ou à ramener ses enfans dans le chemin de la vertu? Non il ne lui suffit pas d'être ten-

des plaisanteries, juste, religieux, bienfaisant, humain, ferme dans la pratique de tes devoirs. Fais de nouveaux efforts pour demeurer tel que la philosophie a voulu te rendre. Révère les dieux et rends service aux hommes. La vie est courte ; le seul avantage qu'il y ait à passer sur la terre, c'est de pouvoir y vivre saintement et y faire des actions utiles à la société. *Ibid*, paragr. 22.

« Quand goûteras-tu les fruits de la simplicité ? Paragraphe 32.

« Purifie ton imagination. Paragr. 33.

« On tue, on massacre, on maudit les empereurs. Cela m'empêchera-t-il de conserver une âme pure, sage, modérée, juste ? Tel qu'une source d'une eau claire et douce qu'un passant s'aviserait de maudire, la source n'en continue pas moins de lui offrir une boisson salutaire.

« Comment feras-tu pour avoir au-dedans de toi une source intarissable? Tu l'auras, si tu cultives à toute heure dans ton cœur le goût de la liberté, de la bienveillance, de la simplicité, de la pudeur. Chap. 29, paragr. 11.

« Oui, ce qu'on respecte le plus dans la vie n'est que vanité, pourriture, petitesse. . . . . . . La foi, la pudeur, la justice, la vérité, ont quitté la terre pour s'envoler au ciel. Chap. 33, paragr. 20. »

dre, il faut encore qu'elle soit vigilante, que la tendresse éclaire le devoir, et que celui-ci à son tour serve la tendresse.

Je vais vous fournir, à ce sujet, toutes les lumières qu'il sera en mon pouvoir de vous donner.

Le vice dont il est question se développe quelquefois de très-bonne heure, c'est-à-dire qu'il existe quelquefois déjà chez de jeunes êtres qui y semblaient encore le moins destinés.

Il y a bien long-temps que le père de la médecine avait remarqué que les enfans étaient sujets à une espèce de prurit ou d'ardeur des organes sexuels. Il signale même cette disposition comme une des particularités de leur âge (1).

J'ai ouï dire à un médecin très-vénéré que d'imprudentes nourrices, qui ignoraient le danger de perfides irritations, avaient souvent déclaré que, profitant de cette disposition observée par le père de la médecine, elles la provoquaient fréquemment chez leurs nourrissons, lorsqu'ils pleuraient, pour se délivrer de leurs cris.

(1) Après avoir nommé (aph. 24, 25, sect. 3) les affections des enfans du premier âge : *senioribus autem fientibus*, dit Hippocrate, *tonsillœ, verticuli in occipitio, intrò luxationes, anhelationes, calculorum generationes, lumbrici rotundi, ascarides, verrucœ, tumores glandularum circa aures oblongi*, satyriasmi, *strumœ et alia tubercula, maximè verò prœdicta. (*Aph. 26. sect. 3.)

Sabatier, que Petit surnommait à juste titre le Nestor de la chirurgie française, et auquel il avait écrit, lorsqu'il se proposait d'appeler les regards de la jeunesse sur le tombeau du mont Cindre, pour le prier de vouloir bien lui faire part des observations que sa longue carrière dans l'art de guérir lui avait fournies touchant les habitudes solitaires ; Sabatier, dis-je, répondit à Petit ente autres choses : « Ce que j'ai vu de plus terrible et le plus fréquemment à la suite de ce vice, ce sont les nodosités de l'épine. Mon opinion a toujours été regardée comme dénuée de fondement, attendu la grande jeunesse des malades ; mais j'étais instruit par des aveux récens que plusieurs s'étaient rendus coupables avant la sixième année de la vie. » Et il lui apprend qu'une jeune fille de cet âge lui en avait fourni un exemple effrayant.

La jeune fille guérie deux fois par le docteur Morelot, et qui finit par succomber, avait huit ans. (Lettres précédentes.)

Selon le docteur Camper, il est mort de cette cause, dans la ville de.... un enfant âgé de neuf ans, après en être devenu aveugle.

Tissot en cite plusieurs victimes très-jeunes.

Le professeur Moreau de la Sarthe rapporte qu'il a eu l'occasion d'observer deux petites filles de sept ans, qu'une négligence coupable avait laissé se livrer à un excitement dont la fréquence et l'excès déterminèrent dans la suite l'épuisement et la consomption.

Enfin j'ai vu moi-même dans l'hospice des Enfans, rue de Sèvres, à Paris, en l'an 1812, une petite personne de sept ans aussi, qui déjà était atteinte de ce penchant au plus haut degré. Elle était privée de presque toutes les facultés intellectuelles.

L'âge ne doit donc point en imposer. Il n'en est aucun, pour ainsi dire, qui ne soit susceptible d'offrir des exemples de cette imprudence. On l'observe fréquemment dans l'adolescence, à l'époque où la nature travaille au développement du corps, à celle où elle fait en secret les apprêts de la fécondité ; et combien elle est pernicieuse dans ces deux instans! On l'observe dans la jeunesse et les âges suivans.

Sa cause première est dans la constitution naturelle de quelques personnes ; elle est véritablement en elles une erreur des sens.

Chez quelques autres, c'est une dépravation acquise, c'est une faute convertie en habitude, et par conséquent un vice.

Chez d'autres encore, dont elle est aussi appréciée jusqu'à un certain point, cette imprudence est le produit d'une maladie plus puissante que la raison, et ne mérite peut-être alors que le nom de *faiblesse*.

Enfin, il y en a chez lesquelles ses exès en font le plus déplorable comme le plus humiliant de tous les délires, qu'il soit survenu spontanément, ou qu'il reconnaisse d'autres causes ; et, dans tous les cas, qu'est-ce autre chose qu'un délire ?

Mais, sous quelque nom que l'on doive désigner ce malheur, il importe de le prévenir.

Vous n'avez pas attendu ce conseil, tant vous êtes pénétrée des plus saints devoirs, et vous vous êtes fait à vous-même ces austères réflexions: que la mère indifférente qui néglige les attentions qui peuvent être de quelque importance un jour pour les mœurs de sa fille, prépare sa perte, attente pour ainsi dire elle-même à son honneur.

Ah! si la piété filiale n'imposait pas la loi de respecter et de chérir les parens même dont elle a le plus à se plaindre, ceux qui laissent tomber, par une insouciance condamnable, leurs enfans dans un vice qui doit les perdre, ne s'exposent-ils pas à entendre un jour ce cri de désespoir d'un enfant qui périssait aussi dans une dernière faute? Malheur à celui qui m'a perdu ! Malheur à celui qui m'a perdu (1)!

Qu'ils sont barbares, disait plus doucement un autre infortuné, les parens, les maîtres, les amis

____

(1) *Soirées provençales.*

qui ne m'ont pas averti du danger où conduit ce vice (1).

Il est si incontestable que le bonheur des enfans dépend de l'attention que l'on a de les conserver dans l'innocence et la vertu, que l'on entend fréquemment dans la société de jeunes personnes qui étaient nées pour faire un jour des femmes estimables exprimer de douloureux regrets sur l'abandon qu'elles ont fait de la sagesse, en même temps que sur la perte de la mère qui leur en aurait sans doute fait observer les lois, et s'écrier qu'elles ont tout perdu quand elles ont perdu leur mère. Je l'ai entendu ce cri, je l'ai entendu sortir de la bouche d'une personne de vingt-deux ans: Ah! ma mère! ma pauvre mère! j'ai tout perdu quand j'ai perdu ma mère! s'écriait-elle, confessant par ces paroles que, si le ciel la lui eût conservée, elle eût veillé sur elle, et l'eût préservée d'une faute qui a décidé en effet de son sort.

Est-on criminelle quand on regrette ainsi la vertu?

Une mère négligente en ce point est d'autant plus répréhensible que tout se réunit le plus souvent contre l'innocence de sa fille, son cœur, son inexpérience, et de perfides conseils.

La perte de ce bien précieux, l'innocence ou

____

(1) *Lettres* publiées par le docteur Doussin-Dubreuil.

la vertu, suit toujours de près le penchant contre lequel vous provoquez mes avis pour veiller en digne mère à la pureté de vos enfans. Il allume chez de jeunes personnes des passions intempestives les plus impérieuses. Il les rend en quelque sorte pubères au sein même de l'enfance; et quel avenir leur promet un tel dérangement des âges! Celui de n'avoir pas de jeunesse, comme je l'ai montré précédemment, après n'avoir point eu d'enfance! celui d'un éternel célibat, où la destinée non moins fâcheuse d'être infailliblement la victime d'un époux sans amour pour elles, comme elles seront sans attraits et sans ressources pour lui!

Car, selon ces réflexions tres-justes d'un médecin philosophe:

« Pour que la femme soit la vraie compagne de l'homme, pour qu'elle puisse s'assurer ce doux empire de la famille, dont la nature a voulu qu'elle régît l'intérieur, il faut que toutes ses facultés aient eu le temps de se mûrir par l'observation, par l'expérience, par la réflexion; il faut que la nature lui ait fait parcourir toute la chaîne des impressions dont l'ensemble forme, si je puis m'exprimer ainsi, les provisions véritables du voyage de la vie. Sans cela, passant d'une adolescence prématurée à une vieillesse plus prématurée encore, il n'y a presque point d'intervalle pour elle entre l'enfance du premier âge et celle du dernier; et dans toutes deux elle reste également étrangère aux vrais biens de la vie humaine; elle n'en connaît que les amertumes et les douleurs (1). »

L'arrivée naturelle de la puberté laisse au contraire au corps le temps et les moyens de se perfectionner, de s'offrir à elle tel qu'elle doit le trouver, et lui rapporte pour récompense la vigueur, l'énergie, et pour ainsi dire *une fraîcheur de sentimens*, expression encore du philosophe que je viens de citer, dont la vie tout entière retire son bonheur.

LETTRE II.

Des moyens de prévenir les habitudes secrètes chez les très-jeunes filles.

Les signes qui pourraient décéler l'habitude d'irritations vicieuses chez les enfans du premier âge n'ont point encore, que je sache, bien attiré l'attention des médecins, et les effets de

(1) Cabanis, *Rapports du physique et du moral de l'homme.*

telles irritations sur de si jeunes sujets ne sont guère mieux constatés. La précaution de visiter quelquefois pendant leur sommeil ces tendres êtres ; celle de défendre aux nourrices ou aux domestiques auxquelles on les confie, de se permettre de donner lieu sur elles, sous quelque prétexte que ce soit, à aucune des excitations dont j'ai parlé, les soins de propreté : tels sont à peu près les seuls moyens de prévenir dans son origine la plus prématurée, un penchant qui, d'abord insignifiant en apparence, peut avoir néanmoins dans la suite les conséquences les plus fâcheuses.

Mais il n'en est pas de même dans les époques plus avancées de la vie : des signes multipliés annoncent l'habitude fatale ; ses résultats sont aussi évidens que terribles, et sa guérison difficile demande beaucoup de soins et beaucoup d'art.

Les climats chauds, un régime trop succulent, une vie inoccupée, certains tempéramens y prédisposent.

Particularité de la constitution, manière d'exister, le tempérament est le champ des passions de toutes espèces. Elles y croissent ; elles y abondent ; elles s'y développent avec toute leur énergie, où ne s'y montrent que rarement ou faiblement, selon qu'il leur est plus ou moins propice.

Les effets de cette loi naturelle peuvent être,

à la vérité, avantageusement modifiés par l'éducation, par la religion, l'habitude et l'exemple des vertus, par une manière de vivre convenable; mais cette loi n'existe pas moins.

Trois genres de tempéramens paraissent surtout disposer à la plus séduisante comme à la plus dangereuse des passions, et par là suite à ses excès, à ses erreurs, et conséquemment à l'erreur de la solitude.

Le premier est chez la femme (dont je parle surtout en ce moment) ce que quelques médecins ont nommé *le tempérament utérin*. Ce tempérament résulte de l'influence de l'organe de la gestation sur le physique et le moral des personnes qui en sont douées; des penchans particuliers permettent quelquefois seuls de le reconnaître.

Le second est le tempérament sanguin bilieux; le troisième enfin le tempérament sanguin mélancolique.

La beauté ni la laideur, l'élévation ni la petitesse de la taille ne se rencontrent pas plus particulièrement dans l'un que dans l'autre de ces deux derniers modes d'existence.

Quant aux signes qui leur sont propres (je ne parle toujours que des femmes); la femme chez laquelle le tempérament sanguin bilieux est empreint a les cheveux blonds ou châtains, les yeux bleus ou légèrement bruns; le regard vif et assuré; elle a la figure pleine; les joues et les lèvres fortement colorées; ses dents sont belles, bien disposées, et présentent un émail pur, que rien ne semble pouvoir ternir; sa voix est forte et sonore; les organes de la lactation (les seins) chez elle sont suffisamment développés, sans l'être trop; son corps et ses membres réunissent la force et la grâce; elle a le bassin évasé, ou les hanches assez distantes l'une de l'autre; sa physionomie annonce la santé, la vivacité, la gaîté, la franchise, la générosité, l'esprit, le goût du plaisir; mais en même temps l'aptitude aux occupations utiles et sérieuses; peu de disposition au chagrin, et la force de le supporter, sans cependant y être insensible, si elle se trouvait dans le cas de l'éprouver.

Enfin, par l'heureuse alliance que la nature a fait en elle des avantages du tempérament simple sanguin avec ceux du tempérament simple bilieux, les vertus les plus importantes à la société, les conditions les plus nécessaires au bonheur forment son partage.

La femme ou la jeune personne destinée à vivre sous l'influence du tempérament sanguin mélancolique nerveux a reçu de la nature une chevelure brune ou noire, des sourcils et de grands yeux, aussi bruns ou noirs. Ces derniers sont plutôt un peu retirés au fond de leurs orbites que saillans ou à fleur de tête. Les couleurs de son visage sont moins bien fondues, moins abondantes et moins vigoureuses que chez la précédente ; sa peau paraît d'un tissu plus serré, d'un teint moins animé, quelquefois de la couleur du lait qui contiendrait une certaine quantité d'eau, d'autres fois un peu terne ; elle a la figure plus maigre que pleine, plutôt ovale que ronde ; elle n'a ordinairement ni trop ni trop peu d'embonpoint. Cependant les formes extérieures de sa poitrine sont quelquefois plus amplement dessinées, les évacuations périodiques plus longues et plus abondantes chez elle que chez la femme douée du tempérament sanguin bilieux, parce que, selon quelques médecins, elle transpire moins que cette dernière ; elle est aussi spirituelle que celle-ci ; mais elle se sert moins familièrement et moins librement qu'elle de cet avantage. Le génie chez elle est souvent joint à l'esprit ; on lit sur sa physionomie qu'elle a l'un et l'autre ; on y lit aussi la raison et l'élévation des sentimens, et son cœur, en effet, les renferme souvent. Elle a les grâces, mais les grâces nobles, plus sévères qu'enjouées, plus réservées et plus sentimentales que sémillantes. Très-sensible, très-irritable, la décence, la circonspection et le touchant intérêt l'accompagnent toujours ; nul bonheur ne lui paraît au-dessus de celui d'aimer et d'être aimée de toutes les facultés de l'âme, sans terme ni changement ; elle sera la fidélité même ; elle est tout amour, et personne cependant ne donne plus difficilement son cœur, ne se confie plus difficilement qu'elle ; nulle aussi ne craindrait davantage d'être trahie ou abandonnée ; nulle n'en serait si cruellement ni si profondément affectée. Dans le chagrin, sa douleur est plutôt muette qu'expansive, ses regards émeuvent jusqu'au fond de l'âme.

Sans principes, sans éducation ou dans le chemin du vice, une personne de ce tempérament ne s'arrête point à des fautes ordinaires. Favorisée au contraire d'une éducation vertueuse, elle n'est pas vertueuse à demi, elle est l'honneur de l'humanité.

Mais que la nature lui vend cher de si grands avantages ! Si la raison ou quelques circonstances favorables ne viennent promptement à son secours dans les grandes contrariétés de la vie, nulle personne n'éprouve plus facilement qu'elle les atteintes violentes du désespoir. Si elle n'est pas prudemment éclairée en matière de religion, nulle femme ne franchit plus facilement les limites de la véritable piété ; enfin aucune espèce d'organisation ne paraît plus propre que celle que caractérise le tempérament sanguin mélancolique à produire l'érotomanie, à créer de malheureuses solitaires.

Cependant la nature, sans cesser d'être la même, se présente sous tant de formes, que souvent on ne peut la reconnaître sans une grande habitude de l'observer.

Servi par des circonstances fatales, le vice de la solitude peut aussi prendre ses victimes chez des personnnes douées d'autres tempéramens que ceux que je viens de décrire.

Certains climats, le genre de vie, quelques espèces de tempéramens, sont bien, à la vérité, des causes qui peuvent disposer à des habitudes secrètes dangereuses ; cependant ces causes peuvent être insuffisantes pour produire de telles habitudes ; mais il en est qui ne manquent jamais de les enfanter : ce sont les conseils corrupteurs, les séductions criminelles de misérables personnes qui en sont déjà la proie, et dont la destinée semble d'être corrompues et de corrompre.

De quelque part, au reste, que le mal soit survenu, voici à quels signes il se fait ordinairement reconnaître.

La jeune personne qui en·est atteinte se décolore, maigrit, ne s'accroît pas en proportion de son âge, quoiqu'elle consomme beaucoup d'alimens ; elle se plaint de temps en temps de douleurs de poitrine, d'estomac, dans le dos, de lassitude, sans que l'on connaisse aucune cause qui ait pu donner lieu chez elle à ces symptômes ; elle s'affaiblit, sont teint s'altère de plus en plus, ses yeux, sa bouche, sa démarche.

ses discours, la manière dont elle les prononce, tous ses traits, toute sa personne enfin, expriment la nonchalance et la langueur.

La menstruation s'établit quelquefois chez elle ou trop tôt, ou mal, au milieu d'affections nerveuses ou d'autres dérangemens graves de la santé, dont elle n'aurait peut-être pas été accompagnée, si la personne eût eu d'autres mœurs ; les époques de cette évacuation périodique se prolongent ou se rapprochent, amènent de véritables hémorrhagies, ou fournissent plus toutefois qu'elles n'auraient dû le faire ; de là peut résulter en plus ou moins de temps un état vicieux habituel de la matrice, et conséquemment une cause suffisante de toutes les affections ou de tous les accidens dont cet organe est susceptible (1). Quelques solitaires ont des maux de nerfs, des vapeurs, des douleurs dans la partie inférieure du ventre, des pertes blanches ; leurs yeux paraissent bientôt plus enfoncés ; ils se cernent, quelquefois ils se rapprochent de cet

______

(1) Alphonse Leroi fait remarquer, dans son excellent *Traité sur les pertes de sang*, que, lorsque les menstrues sont successives chez les jeunes filles, il importe beaucoup de ne pas laisser cette disposition s'établir dans l'utérus ; qu'elle pourrait être dans la suite une cause d'avortement ou de stérilité. (*Leçons sur les pertes de sang, p.* 1 *et suiv.*)

état qu'on nomme le *strabisme*, ou reçoivent quelque chose de faux et de contourné de l'altération des nerfs qui animent les muscles qui les meuvent; toute leur figure prend un aspect sombre, un air usé et vieilli; elles se tiennent mal par faiblesse; d'autres fois leur corps se courbe réellement, d'abord d'une manière insensible, puis bientôt très-manifestement; elles ont de la fièvre; leurs mains sont presque toujours en sueurs, brûlantes ou glacées, elles deviennent dans la suite sèches, flétries, décharnées ou tremblantes et sans forces, et quelquefois l'un et l'autre. Leurs bras se font remarquer par de semblables particularités; la peau en est rigide, crépitante; elle perd chaque jour cette épaisseur molle, douce et élastique que l'on sent en touchant la peau des personnes qui jouissent de la santé; elles sont souvent aussi baignées de sueurs par tout le corps pendant la nuit dans leur lit.

Les dents de quelques-unes sont cassées; l'émail en est comme fêlé, ou bien elles sont couronnées de petites dentelures semblables à celles des bords d'une lime fine, résultats de leurs serremens et de leurs frottemens violens les unes contre les autres, occasionés par les convulsions qui accompagnent presque toujours les actes des habitudes solitaires.

Ces frottemens des dents s'effectuent quelquefois avec un très-grand bruit. L'une des malades dont j'ai rapporté l'histoire dans les premières lettres, et que je désignerai sous le nom *de malade du bain*, présentait cette particularité à un si haut degré, dans des convulsions qui lui survenaient à chaque instant, qu'on ne pouvait l'entendre sans frissonner.

Tout annonce chez ces personnes l'épuisement et peint la tristesse, l'ennui, le dégoût ; elles sont timides ; mais ce n'est point ici l'aimable timidité de la modestie et de la pudeur, qui est bien différente de celle qu'elles montrent. La timidité naturelle à la jeune personne l'embellit, la leur les accable ; elles sont confuses plutôt que timides ; rien ne leur plaît ni ne les intéresse, ni la société de leurs parens, ni celle de leurs compagnes, ni la danse, ni les occupations de leur sexe et de leur âge. Le repos, l'oisiveté et la solitude, dont elles sont tout à la fois les tristes amantes et les victimes, ont seuls des charmes pour elles. Non-seulement on ne reconnaît pas chez quelques-unes le désir naturel du mariage, mais on remarque, au contraire, chez elles de l'éloignement pour cette destination si conforme aux lois de la nature et à la faiblesse de la femme, qui paraît si bien demander un appui.

De nombreuses pustules viennent quelquefois inscrire en caractères hideux leur passion sur leur front, où il semblait qu'on ne devait lire que la douce modestie et la décente amabilité.

Elles se dérobent fréquemment aux regards.

On les trouve souvent embarrassées si l'on survient tout à coup auprès d'elles.

Il en est auxquelles ce penchant inspire au contraire un goût déterminé pour la vie la plus dissipée, et qu'il jette dans les dérèglemens les plus effrénés.

Ces malheureuses personnes ne présentent pas toujours assurément tous les signes dont je viens de faire l'énumération ; il en est d'elles à cet égard ainsi que des autres malades, qui n'offrent pas toujours non plus d'une manière absolue tous les symptômes à la fois de l'état morbide dans lequel ils ne se trouvent pas moins réellement ; mais l'apparition de quelques-uns des traits du long tableau que je viens de tracer doit suffire pour appeler l'attention d'une mère qui connaît toute l'étendue de son saint ministère ; et sa vigilance lui apprendra bientôt si sa fille est toujours vertueuse.

Cependant je ne dois pas laisser ignorer que, si l'habitude solitaire peut produire toutes les altérations de la santé, présenter tous les symptômes que je viens d'exposer, ils peuvent être aussi les résultats de beaucoup d'affections tout-à-fait indépendantes de ce penchant. Des convulsions déterminées par des vers, des attaques d'hystérie naturelles, et beaucoup d'autres causes, par exemple, peuvent fort bien être les seules causes de la félure et de la rupture des dents ou des inégalités de leurs bords ; on en tient néanmoins·toujours quelque compte, en attendant que l'on se soit assuré de leur véritable cause.

Une mère ne saurait donc apporter trop de prudence à vérifier ses soupçons, en observant elle-même sa fille, ou en consultant des médecins.

Quelquefois une maladie et la funeste habitude peuvent menacer ensemble les jours de la jeune personne ; le danger alors est bien plus grand encore. Que l'on se hâte de remédier soit à la maladie, soit au penchant, ou que l'on prépare des funérailles. Cette complication a souvent été la cause de l'impuissance de la médecine et de regrets inutiles.

Mais l'habitude fatale existe ; comment pourra-t-on parvenir à la détruire ? Je répondrai à cette question dans les lettres suivantes.

LETTRE III.

Des moyens d'arrêter les habitudes secrètes.

Je ne vous parlerai ici, madame, que des moyens moraux et hygiéniques à l'aide desquels une mère de famille pourrait retirer sa fille du péril dans lequel je la suppose; car ces moyens sont les seuls qu'elle puisse convenablement diriger.

D'après ce que je vous ai dit dans l'une de mes précédentes lettres, comme le genre de constitution dont la personne est douée peut être la première cause de sa passion, il importe d'abord de la mettre dans les conditions les plus favorables au dessein que l'on a conçu.

En effet, si la jeune solitaire est surtout remarquable par l'un des tempéramens que j'ai décrits, si elle lui doit son erreur, que pourrait-on raisonnablement attendre de la morale seule contre une passion, ou, pour parler plus exactement, contre une affection dont la cause serait dans le physique même, et peut-être exclusivement

14

dans le physique? On emploierait en vain, pour obtenir le résultat désiré, les observations, les reproches et les instances de toutes espèces ; en vain on s'appuierait dans ces instances des exemples les plus convaincans, si l'on ne s'efforçait à tempérer les fluides, à ramener la sensibilité des nerfs à un type plus modéré, la passion pourrait bien survivre en dépit de toutes les puissances morales appelées à la combattre (1).

(1) Les différentes constitutions physiques et les différentes qualités morales de l'homme, aux diverses époques de sa vie, ne sont-elles pas des preuves incontestables de cette influence de l'organisation sur l'origine des passions? L'enfance lymphatique et faible est timide et sans vertus ; la jeunesse bouillante est courageuse et affectueuse ; l'âge mûr, appelé l'âge de consistance, est judicieux et ambitieux ; la froide vieillesse observe et juge ; le vieillard, arrivé au dernier terme de la vie, sec et débile, est aussi craintif et aussi inhabile aux travaux de l'esprit que l'enfance. On n'a vu que rarement des hommes obtenir le privilége dont jouirent Sophocle, Saint-Évremond, Fontenelle et Voltaire. La grandeur d'âme qui fait les grands hommes, n'est pas plus le partage du centenaire que la vigueur du corps. Je ne sache pas non plus qu'on ait vu deux exemples comme celui de ce roi de Portugal qui remporta en personne, à l'âge de quatre-vingt-dix ans, une victoire, où cinquante mille ennemis furent pour toujours couchés sur la poussière. Un homme était un sage hier, c'est un frénétique aujourd'hui ; pourquoi cela ? Une fièvre ardente bilieuse s'est développée en lui, ou

Je ne nie pas que la religion et la morale ne puissent exercer la plus puissante et la plus utile influence sur les passions; j'yrenverrai plus souvent dans ces lettres elles-mêmes qu'à la médecine proprement dite; mais je vous prie de vouloir bien remarquer que la morale et la religion seraient le plus généralement tout-à-fait impuissantes, si la médecine, à laquelle, d'ailleurs, la morale est si étroitement unie, ne préparait leur triomphe en donnant ici la première ses conseils, quant à la manière du moins de modifier le tempérament.

On ne change pas facilement une organisation primitive, mais on peut espérer d'y apporter quelque amendement avec le temps et les soins nécessaires; et l'on a toujours cet avantage, en faisant, dans cette vue, ce qui convient, que, si l'on ne change pas évidemment une constitution déjà vicieuse, on met du moins des bornes à son exaltation et à son influence.

Les différens arcanes ou antiaphrodisiaques,

peut-être une faible portion de l'une des membranes de son cerveau est un peu injectée, et cette injection ne sera peut-être pas même appréciable après la mort. (Vepfer, *de Apoplexiá*, Morgagni, épître vii.) Enfin combien de fois n'a-t-on pas établi la dépendance des passions et des penchans d'après la nature des constitutions, depuis l'immortel *Traité de l'air, des eaux et des lieux*, jusqu'à nos jours !

si préconisés par quelques personnes, ont plutôt été vantés par la crédulité que par la prudence et l'expérience. Ils ne modèrent point le tempérament, ils le détruisent; ils ne régularisent pas la nature, ils l'étouffent; et si l'on n'y a recours que pour prévenir de très-grands maux, leur usage peut en causer qui ne sont pas moins graves.

Lors donc que chez une jeune solitaire tout annonce la prédominance du tempérament utérin, du tempérament sanguin bilieux, ou du tempérament sanguin mélancolique, on doit renoncer, d'une manière presque absolue, à l'emploi des préparations dangereuses de plomb, d'opium et d'aconit; à celles qui sont faites avec la ciguë, le nénuphar et leurs analogues. Ces substances n'agissent qu'en exerçant sur le cerveau, sur le cœur et sur tout le système en général, l'influence la plus nuisible. On ne puisera ses remèdes que dans un régime délayant et rafraîchissant, peu succulent, et conséquent dans toutes ses parties; on le maintiendra jusqu'à ce que le calme paraisse décidément rétabli, relativement à la passion qui l'aura fait adopter, et tant que la personne qui y sera soumise n'en éprouvera aucune incommodité notable.

La saignée, judicieusement employée, c'est-à-dire, si la malade n'est encore ni très-affaiblie ni exténuée, pourra être un très-bon auxiliaire des moyens simplement hygiéniques; mais la nécessité ou l'inutilité de son emploi ne peut être jugée que par des médecins.

On ne nourrira cette personne que de pain un peu frais, composé, si on peut le faire confectionner ainsi, de froment dit *hybernal*, et d'un peu de farine de seigle; de végétaux doux, délayans et rafraîchissans, tels que les côtes de bettes, les épinards, l'oseille, les mucoso-sucrés, comme betteraves, raves, racines de scorsonnère. Les melons, les courges, les fruits également doux et rafraîchissans, bien mûrs, tels que les cerises, les prunes, les poires, des groseilles rouges acidules ou en chaton, des oranges dépouillées de leur écorce, feront, selon les saisons, partie de ses alimens.

Elle boira souvent dans la journée des eaux contenant une quantité suffisante de sucs de quelques-uns de ces fruits, et notamment des sucs de groseille, d'orange et de citron, du petit-lait de vache, et non de chèvre, dans chaque pinte duquel on mettra un à deux grammes (dix-huit à trente-six- grains) de nitrate de potasse (sel de nitre); quelquefois de l'orgeat, des émulsions préparées avec des semences froides, et suffisamment édulcorées avec des sirops acides de grenade, de citron ou de groseille.

La boisson ordinaire de ses repas pourra être une infusion légère à froid de racine de réglisse, de l'eau légèrement sucrée, de l'eau pure seule. Elle s'abstiendra de manger des végétaux âcres, tels que du céleri, des choux, des artichauts, des asperges, ainsi que de quelques autres substances végétales auxquelles on reconnaît généralement cette propriété ; tels encore que les graines de sinapi, préparées et servies sur les tables sous le nom de *moutarde*.

Elle ne recherchera, parmi les fruits, ni les pêches, ni les fraises ; parmi les racines, ni l'ail, ni l'ognon, ni les truffes noires, ni les racines de chervi, ni les fécules que l'on retire des racines des orchis, et que l'on désigne sous le nom de *sagou, salep,* etc.

Elle s'abstiendra de poissons, de coquillages, d'écrevisses, de crabes ou autres crustacées.

Cependant, comme une alimentation trop frugale et trop tempérante ne conviendrait pas non plus d'une manière exclusive à une personne nécessairement déjà affaiblie par une cause si puissante de maladies et d'épuisement ; comme encore, d'un autre côté, une diète trop sévère et trop débilitante, loin d'éteindre les passions, ou de régler l'imagination, ne produit souvent que des effets opposés, en augmentant l'action du cerveau de toute l'action dont un tel régime, porté à l'excès et trop long-temps suivi, prive les autres organes (les organes immédiats de la vie intérieure). on accordera quelque part dans le régime ci-dessus aux substances animales, à la viande de bœuf elle-même ; mais on préférera cependant le plus souvent à cette dernière les viandes blanches rôties, ou simplement bouillies, telles que celles d'agneau, de veau, de poulet, néanmoins, dans des proportions telles relativement aux substances végétales dont la malade usera, qu'elle use beaucoup plus de celles-ci que de celles-là.

On s'abstiendra surtout de toutes les viandes dites *noires* ou de gibier, conservées trop long-temps ; car elles sont âcres, fortes et irritantes.

Comme le principal effet que l'on recherche ici est d'adoucir et de calmer, on conçoit facilement qu'on ne doit permettre, en aucune manière, aux malades l'usage des liqueurs fortes, du café, ni d'aucune substance aromatique, et que l'on ne doit rien faire entrer de semblable dans la préparation de leurs mets.

En général, la nourriture des jeunes personnes, quelque pures même que soient leurs mœurs et quelle que soit la nature de leur constitution (leur âge étant celui de la plénitude de l'exercice des fonctions et de la vigueur de la santé), doit être saine, et suffisante plutôt que délicate, tempérante plutôt que stimulante, à moins qu'elles ne soient naturellement ou présentement débiles, cachectiques ou valétudinaires. Une manière de vivre simple et sagement ordonnée n'est pas de la plus grande importance dans les maladies seulement, elle l'est encore dans tout le cours de la vie.

Si elle aide à recouvrer la santé lorsqu'on l'a perdue, elle la conserve lorsqu'on la possède.

Si elle ramène à de bonnes mœurs lorsqu'on s'en était éloigné, elle les entretient lorsqu'elles n'ont pas été détruites.

Elle affermit ou rappelle la raison, comme elle prévient ou dissipe le délire chez le malade.

« Que ceux qui nient, dit un des princes en médecine, que la différence des alimens rend les uns tempérans, les autres dissolus; les uns chastes, les autres incontinens; les uns courageux, les autres pusillanimes; ceux-ci doux, ceux-là querelleurs; quelques-uns modestes, d'autres enfin présomptueux; que ceux-ci, dis-je, qui nient cette vérité viennent vers moi, qu'ils suivent mes conseils pour le manger et pour le boire, je leur promets qu'ils en retireront de grands secours pour la philosophie morale : ils sentiront augmenter les forces de leur âme, ils acquerront plus de génie, plus de mémoire, plus de prudence, plus de diligence (1). »

Les malades dont je viens de tracer le genre d'alimentation prendront, le plus souvent qu'elles le pourront, des bains d'environ une demi-heure chaque fois, dans de l'eau tiède, dans de l'eau sim-

______

(1) Galien, traduit ici par Tissot.

plement dégourdie, et surtout dans des rivières, lorsque les localités et les saisons le permettront.

L'eau du bain, en dissolvant et en entraînant les molécules salines, terreuses et alcalines, que la transpiration tant insensible qu'apparente dépose sur les pores et les orifices exhalans et absorbans de la peau, dépouille celle-ci d'une cause d'irritation qui peut exciter sympathiquement d'autres organes. Considérés sous ce rapport, les bains ne sont pas moins des conservateurs de la chasteté que les premiers des cosmétiques.

Les malades cependant ne doivent pas prendre des bains froids, si elles toussent et si elles ressentent des douleurs dans la poitrine ; elles n'en prendront que de loin en loin, s'ils produisent en elles de semblables effets, ou les remplaceront par des bains d'une température douce, c'est-à-dire de 20 à 25 degrés environ du thermomètre de Réaumur.

Les bains tièdes peuvent avoir un résultat aussi avantageux que prompt, celui de faire disparaître comme par enchantement un état nerveux au milieu duquel l'économie semble préparer quelquefois en secret l'essor ou l'orage des passions.

« Quand, hésitant entre les suggestions de la volupté et les honneurs de la vertu (dit un médecin qui s'est spécialement occupé de faire connaître les avantages des bains pour la santé des femmes), la jeune fille au teint pâle, au lèvres décolorées, aux yeux humectés de pleurs involontaires, cherche la solitude et se complaît aux mélancoliques rêveries; qu'un long bain tiède affaiblisse les causes de cet orgasme, qu'il modère les forces prématurément exaltées plutôt que de les contrarier, jusqu'à ce que, d'accord avec le devoir, la pudeur permette, au profit de la fécondité, le penchant au plus tendre sentiment (1).

On favorisera l'effet de ce moyen en le faisant précéder, selon le degré de l'irritation, par l'application de quelques sangsues près du siége de cette même irritation.

Ces malades auront près d'elles, pendant l'usage des bains, une personne raisonnable.

S'il ne s'est encore manifesté en elles aucune affection inflammatoire de la poitrine ou de tout autre viscère, on les invitera souvent à faire de l'exercice; il a en général une influence aussi heureuse sur les mœurs que sur la santé.

Ces deux derniers genres de médication, les bains et l'exercice, me paraissent précieux à la morale.

C'est près d'un bain qu'on représente la chaste

______

(1) Marie de Saint-Ursin. Lettres d'un médecin, concernant l'influence de l'habillement des femmes sur leurs mœurs, leur santé, et la nécessité de l'usage habituel des bains, etc.

Suzanne; et la déesse qui, chez les anciens, présidait à la chasteté, tantôt poursuit dans les montagnes la biche aux pieds d'or, tantôt se baigne avec ses compagnes.

Le changement de climat, si on le peut, ne sera pas omis, si celui que l'on habite est chaud et paraît trop disposer aux passions.

Hippocrate, regardé encore aujourd'hui, après vingt siècles, comme le premier des médecins, avait déjà observé que l'enfance dure plus long-temps, et que la puberté est plus tardive qu'ailleurs, dans les villes qui sont à l'abri des vents chauds, qui reçoivent les vents froids entre le levant et le couchant d'été, et dont les eaux sont froides; que les passions sont assez modérées dans les villes exposées au levant (1).

Enfin les personnes présumées menacées de passions violentes, ou qui en ont déjà éprouvé

---

(1) *Lib. de aëre, aquis et locis.*

La puberté est, au contraire, très-hâtive dans les pays chauds. Mahomet épousa Fatmé à huit ans; à neuf ans, elle fut mère. Les mêmes choses se voient fréquemment dans les régions chaudes. (*Annales des voyages.*)

La nymphoma... et le satyria..., selon quelques médecins, appartiennent exclusivement à certains climats. Selon Cabanis, ces maladies sont très-communes dans les pays chauds et secs, et ne se montrent jamais dans les pays humides et froids. (*Rapports du physique et du moral; influence des climats.*)

les effets, les solitaires surtout, ne doivent pas chercher le sommeil sur des lits de plume; car la mollesse produit et entretient la mollesse.

Leur lit sera, au contraire, le plus dur qu'elles pourront le supporter, composé de crin, qui sera placé pour ainsi dire immédiatement sous leur corps, et de paille quant au reste. Il sera très-large, afin qu'elles puissent y changer souvent de place, et y éviter de cette manière une chaleur nuisible. Cette précaution n'est ni vaine, ni minutieuse; elle est recommandée par les médecins même les plus graves (1). Une

---

(1) Hipp., *Épid.*, lib. 6, sect. 5. Sennert, *de amore insano*.

Le savant et judicieux Hallé donnait, sur ces moyens de repos, les préceptes suivans, dans ses *Leçons d'hygiène* :

Les lits, sous le rapport de la température et sous celui de la propreté, doivent être disposés suivant les règles que nous avons indiquées pour les vêtemens. Considérés comme appuis destinés au repos, ils doivent céder au poids du corps, s'adapter, en cédant aux inégalités des parties qu'ils sont destinés à recevoir, et se prêter facilement à leurs mouvemens pendant le repos et le sommeil. Il est nécessaire cependant qu'ils n'excèdent pas tellement cette mesure, qu'ils entourent le corps, qu'ils entravent les déplacemens et provoquent les sueurs en accumulant trop fortement la chaleur. Il est utile surtout d'être couché sur des appuis d'une élasticité un peu résistante dont les pores et les vides soient perméables ,

couche fraîche fortifie, une couche chaude énerve.

Les malades de cette espèce ne doivent sur-

pour éviter, 1° d'accumuler la chaleur sur les reins, sur les organes génitaux, ce qui peut déterminer des néphrites, des pollut... nocturnes; ce qui dispose singulièrement à l'ona...; 2° pour faciliter les mouvemens, pour rendre le sommeil plus léger, et le réveil facile. Si les lits étaient dans des circonstances opposées, ils donneraient lieu à l'inactivité, à la mollesse, à la stupidité; 3° il faut qu'ils soient dans les dispositions avantageuses dont nous avons parlé, pour rendre le moins dangereuses possible les vicissitudes qui résultent de la sortie du lit; car ces vicissitudes peuvent occasioner des suppressions de transpirations, et de là quelques congestions qui constituent des phlegmasies. *J'ai connu une personne qui éprouvait des coliques, quelques précautions qu'elle prît en se levait, lorsqu'elle se levait avant sept heures du matin.*

Le temps de se mettre au lit peu têtre déterminé par l'heure de la journée, par la chaleur extrême, par la fraîcheur de la nuit, rarement par le travail d'une digestion pénible; par l'épuisement qui suit les évacuations abondantes; par le besoin du repos, amené par des fatigues prolongées; enfin par de violentes affections ds l'âme. Mais, en général, il est préférable de ne s'y mettre que pour le sommeil naturel, qui est goûté pendant le cours de la nuit.

Le moment le plus favorable pour sortir du lit, celui qui exige le moins de précautions, est le moment où la plus grande partie de la transpiration qui suit le réveil est arrêtée. Les hommes forts et d'une activité organique suffisante peuvent braver ces règles; mais il faut qu'ils

tout rester dans leur lit que le moins de temps possible.

exposent tout leur corps à la vicissitude dans laquelle ils entrent, et le corps doit être alors en mouvement et en action.

Pour conserver toute l'activité que donne la santé, lorsqu'elle est ferme et solide, il est utile de contracter l'habitude du lit dans la mesure nécessaire au repos et au sommeil; d'éviter toutes les recherches qui amènent la mollesse et favorisent les passions voluptueuses. Six heures de sommeil suffisent à l'homme robuste, neuf heures au plus aux personnes faibles: ces dernières s'affaiblissent encore davantage lorsqu'elles y restent plus long-temps.

L'idiosyncrasie rend les individus plus ou moins aptes à goûter les charmes du sommeil. Il en est qui peuvent dormir douze et même quinze heures sans se fatiguer et sans s'affaiblir; il en est d'autres, au contraire, qui, quoique très-bien portans, ne peuvent dormir que deux ou trois heures sur vingt-quatre; ils s'ennuient dès qu'ils sont éveillés, et craindraient de tomber malades, en restant plus long-temps au lit. Il faut bien se garder dans ce cas, d'administrer des substances médicamenteuses, dans la vue de procurer un sommeil que la nature ne demande pas.

LETTRE IV.

Des affections de la peau chez les jeunes filles sujettes à ces habitudes, etc.

Les dartres et quelques autres affections de la peau, ainsi que celles des membranes muqueuses (organes larges et minces qui ne sont que la continuation de la peau à l'intérieur, et qui ont avec elle les plus grands rapports), tantôt causes, tantôt effets, donnent quelquefois lieu à des passions en quelque sorte morbides et factices très-impérieuses, auxquelles l'esprit n'a aucune part, et peuvent être, par conséquent, les occasions d'habitudes secrètes chez les personnes extrêmement chastes (1). J'en ai rencontré plus d'un exemple. Les personnes avancées en âge, qui sont ordinairement sujettes aux infirmités de la peau, qui ne fait plus aussi bien ses fonctions

(1) Le professeur Richerand (*Nosographie chirurgicale,* t. 1, article *Ulcères dartreux*) décrit d'une manière très-énergique ce symptôme, qu'il a eu lieu de remarquer dans les salles des dartreux de l'hôpital St.-Louis à Paris.

chez elles qu'auparavant, se plaignent parfois de ces importunités (1).

On ne négligera rien pour s'assurer s'il existe de semblables affections chez la personne dont les mœurs sont viciées; ou, s'il en a existé, si elle n'en aurait pas été imparfaitement guérie. Dans tous ces cas, le remède doit être uniquement di-

---

(1) Ce genre d'affections se propage même quelquefois jusque dans la vessie. On ne doit pas en être étonné, puisque la membrane qui revêt la surface interne de ce viscère n'est qu'une prolongation de la portion inférieure du système muqueux, considéré selon la division indiquée par **M.** Pinel et par Bichat ; mais la connaissance de cette propagation des dartres doit attirer d'une manière particulière l'attention dans l'étiologie ou la recherche pratique des causes des maladies de la vessie et de ses annexes.

Le professeur Alibert a déjà donné lui-même ce conseil. Il fait remarquer à ce sujet (*Traité des maladies de la peau. Considérations générales sur les dartres*) qu'il a surtout rappelé un fait que les médecins modernes lui paraissent avoir perdu de vue ; c'est que les dartres se propagent souvent du système. dermoïde jusque sur le système muqueux. Alors il s'établit sur les membranes de ce dernier système des douleurs vives qu'on rapporte sans fondement à une irritation nerveuse, lorsqu'elles ne sont que le résultat de la présence du virus herpétique. Hippocrate avait effectivement fait cette observation : Ces affections (les dartres), dit-il, se dirigent quelquefois sur la vessie, ce qui produit des maux interminables. »

rigé contre l'affection dartreuse. De meilleures mœurs ici ne peuvent être qu'un bienfait de la médecine. Un exutoire dans un lieu quelconque, dans celui surtout cependant où il existerait encore, mais faiblement, ou bien où il aurait existé précédemment quelque éruption de ce genre; l'application de quelques sangsues autour d'une semblable éruption violemment enflammée; des bains d'eau tempérée simple, ou dans laquelle on ferait dissoudre une quantité suffisante de sulfure de potasse; des lotions adoucissantes; un long usage des plantes dites *apéritives* et *dépuratives*, telles que les bettes, les épinards, les pastonnades, les betteraves, les chicoracées, le cerfeuil; quelques antiscorbutiques, comme les cressons, le trèfle d'eau; une nourriture propre à seconder l'effet des substances végétales employées comme médicamens; le changement d'air, et même de pays; l'entretien de la transpiration au moyen de vêtemens convenables; de l'exercice et des affections agréables de l'âme, pourront être les élémens de cette médication.

On a vu quelquefois aussi une impulsion secrète à d'imprudentes excitations due à une mauvaise menstruation, à un flux hémorrhoïdal retenu, à des fleurs blanches âcres, stimulantes; à un vice particulier d'organisation, céder aux traitemens appropriés à ces diverses occurrences (1).

On conçoit que l'on ne peut s'empêcher, dans de tels cas, de consulter des médecins. Leurs avis seront d'autant plus nécessaires pour la cure de ces maladies, que toutes sont du nombre de celles dont le traitement peut le moins être empirique, et demandent des traite-mens très-divers, non-seulement quant à la différence de leur nature, mais encore de leurs causes et de leurs espèces. Supposant l'existence de dartres pour exemple, il en est de scrofuleuses, de scorbutiques, etc.

Ces remarques sur les tempéramens qui peuvent prédisposer aux habitudes secrètes, et sur le régime à l'aide duquel on peut essayer de modifier ces tempéramens, ainsi que touchant quelques affections auxquelles ces habitudes doivent quelquefois leur naissance, ces remarques, dis-je, sont à peu près tout ce qu'il est possible de faire connaître de médical, à ce sujet, à une mère de famille. Mais il est une autre classe de considérations qui sont entièrement de son domaine. Elles ne sont pas moins importantes que celles

(1) *Apud aliquas operatio à celebri* Levret *proposita, nec non à celebri* Dubois, *in parisiensi Facultate professore, feliciter suscepta, adhibenda est.*

dont je viens de parler; j'en ferai l'objet de nouvelles lettres.

LETTRE V.

De ce que doit faire la mère d'une fille qui a des habitudes
solitaires.

En même temps que l'on accorde la première
attention au tempérament, au régime, aux affections particulières (s'il en est en elle) de la jeune
solitaire, le premier remède qu'il importe de lui
conseiller, est celui de former la résolution de
résister aux excitations secrètes et à la pensée
impure qui la poursuivent; sans cette déter-
mination, tout serait tenté en vain. Qu'elle s'y
attache, elle en recueillera le prix; et quel
triomphe est plus digne d'une jeune personne
que celui de la chasteté!

La mère de famille est un des plus puissans arbitres du second moyen. Ce moyen est le mariage de sa fille. Qu'il serait à souhaiter qu'il s'ef-
fectuât, si le dépérissement de la jeune malade
n'est point encore bien grand, s'il n'existe point
encore en elle d'inflammation grave, soit de la

poitrine, soit de tout autre organe, ou d'irréparables outrages du temps et de la cruelle habitude. S'il lui reste encore enfin alors quelques moyens de s'attacher un époux, qu'un tendre hymen lui offrirait un utile refuge !

Il n'est plus de douleur près de l'objet qu'on aime (1).

La mère qui chérit sa fille doit souscrire à cette union, pourvu qu'elle promette le bonheur et que la raison l'approuve.

Le plus grand des médecins la conseillait souvent; la tendresse maternelle la prescrit bien davantage encore.

Cependant, si ce bienfait n'est pas en son pouvoir, que la mère apprenne d'abord à l'infortunée qu'elle commet un acte extrêmement immoral et pernicieux, s'il n'est de sa part qu'une erreur, et un crime affreux, si elle sait combien la raison et l'honnêteté le réprouvent.

Lorsque ce vice s'est emparé de toutes les facultés des malades, on ne doit plus se séparer d'elles jusqu'à ce que le temps et la vigilance aient triomphé de l'habitude. Cet exemple de la plus constante et de la plus utile sollicitude a été plusieurs fois donné et couronné de succès. On a vu de vertueux parens partager leur lit de repos avec leurs enfans déjà dans le chemin de

______

(1) Helvétius, poëme du *Bonheur*, chant 4.

la mort; d'autres se succéder réciproquement
auprès du lit de jeunes malades que cette seule
attention pouvait sauver. Ce moyen est d'une
exécution difficile sans doute; mais seul (le régime et la cure de quelques affections particulières exceptés) il pourra procurer la guérison
désirée.

En voici une preuve :

Mademoiselle ******, âgée de quinze ans, était
tombée insensiblement, à la maison paternelle,
dans une espèce d'idiotisme sans que l'on eût
jamais soupçonné la cause de cet accident.

Elle n'avait ni le teint de son âge, ni la grâce
de son sexe. On la place dans une pension, avec
l'espoir que ses facultés intellectuelles se déve-
lopperont au milieu de beaucoup d'autres compagnes d'un esprit plus heureux que le sien,
bien plus que dans l'intention de lui faire donner
une très-grande instruction. Un maintien agréable, un peu de vivacité; en un mot, une femme
que l'on puisse du moins présenter dans le
monde, telles sont les seules choses que l'on
demande. Les désirs si modérés des parens,
l'espoir conçu et donné par la maîtresse de pension ne se réalisent point; le moral de la jeune
personne s'affaiblit, s'obscurcit de plus en plus.
Cependant tout à coup madame ******* (la supérieure de la pension) s'aperçoit que son élève
a une habitude secrète : elle en frémit; elle

tremble pour la sagesse de ses autres disciples.
Dès cet instant elle partage la nuit sa couche
avec la jeune malade ; le jour elle ne permet pas
qu'elle se dérobe un seul instant à ses regards ;
elle lui défend amicalement, mais sérieuse-
ment, de s'y soustraire. Sa sollicitude n'est point
trompée, la récompense en était encore possible.

Quelques mois se sont à peine écoulés depuis
ces constantes précautions, que les parens n'ont
plus à offrir à la société seulement une jeune
personne ordinaire, mais bien une femme remplie d'esprit, de santé, de raison ; enfin une
femme très-aimable.

La mère d'une semblable malade sera donc
pour ainsi dire comme le vêtement, l'ombre de
sa fille.

Lorsque quelque danger menace les petits
de la sarigue, elle ne se borne pas à craindre pour eux ; elle les place dans son sein
même (1).

Après une vigilance soutenue, dont je viens de
vous rapporter un effet si heureux, le moyen
que je conseille à la tendresse maternelle, et qui
lui sied si bien pour combattre l'ennemi le plus
redoutable de l'être qui lui est si cher, est celui
de la douce persuasion.

(1) Buffon.

Qu'elle n'oublie rien alors pour la porter dans le cœur de la jeune solitaire ; qu'elle ne se borne plus à de simples observations, la tendre mère; qu'elle emploie le raisonnement, le sentiment, la prière ; qu'elle devienne éloquente s'il le faut; qu'elle ne laisse rien ignorer à sa fille de ce que sa conduite secrète a de contraire à l'honnêteté; qu'elle lui retrace les maux qu'elle se prépare, la douleur qu'elle lui cause en la voyant ainsi détruire sa santé et s'éloigner de la vertu.

Presque interdites à toutes autres personnes, de semblables leçons ne le sont pas à une mère, dont le cœur ressent et inspire un pieux et tendre amour; elles en sont le devoir.

Les personnes qu'une très-grande sensibilité, jointe à une imagination vive, rendent très-enclines à des espèces de rêveries sentimentales, deviennent très-facilement les victimes des habitudes solitaires.

Il faut que la mère observe sa fille à cet égard; si elle reconnaît chez elle à un haut degré l'alliance d'une imagination active à une âme vertueuse, elle la préviendra contre cette dangereuse faculté; elle lui apprendra ce que Buffon en a dit: « Qu'elle travaille continuellement, et fait tout, ou plutôt ne fait rien que pour notre malheur. »

Mallebranche la nommait « la folle du logis. »

Lorsque les sens sont l'unique cause d'une

erreur, celle-ci a du moins pour limite l'influence des sens. Mais, dès que l'imagination s'empare de cette erreur, elle n'a plus de bornes. Les sens laissaient encore quelques instans de repos, l'imagination ne laisse plus d'intermédiaire entre l'erreur et la raison.

La mère d'une telle malade lui conseillera d'accourir auprès d'elle, ou au milieu de quelques compagnes, lorsqu'elle s'apercevra qu'étourdie tout à la fois par son imagination et ses sens ligués contre sa vertu, faible, incertaine, elle peut leur céder ; il lui importe de venir alors chercher auprès d'elles des forces pour résister au penchant qui l'obsède.

La jeune solitaire d'ailleurs doit fuir les appartemens et tous les lieux retirés. Les retraites charmantes et silencieuses, formées par les mains seules de la nature au milieu de fraîches vallées ou d'épaisses forêts, ne sont pas faites pour elle. Elles émeuvent trop vivement l'âme pour qu'elle puisse y pénétrer sans danger ; elle n'y prendrait pas les vertus que l'on y trouve ; elle y perdrait celles qui lui resteraient. La sagesse seule peut aller méditer utilement dans ces asiles naturels et peu fréquentés ; ils ne sont faits que pour des âmes fortes. Il ne convient de permettre l'usage de ces promenades délicieuses aux jeunes personnes que lorsqu'elles se sont fait l'habitude de la vertu.

LETTRE VI.

Que l'oisiveté est une des causes des habitudes secrètes. Quelles doivent être les occupations d'une jeune fille.

La sollicitude d'une bonne mère s'éveille, si elle ne lit chaque jour le contentement et le bonheur sur la figure de ses enfans. N'a-t-elle lu sur celle de sa fille que la tristesse et un chagrin secret qu'elle semble ne pas oser lui confier, qu'elle la prie avec un tendre intérêt de lui ouvrir son cœur; que ses bras et son sein eux-mêmes lui soient ouverts : ses pleurs, en s'y dérobant, lui apprendront qu'elle aime, qu'elle n'est pas heureuse, ou qu'elle n'est plus sage. Ou qu'elle n'est plus sage! dis-je; sans doute elle voudrait l'être; elle se reproche de ne l'être point; non, elle n'est pas coupable, elle n'est que malade (1). Ce dernier aveu est-il obtenu, qu'il est encore des moyens à lui opposer!

(1) On ne peut s'empêcher de regarder ce penchant comme étant très-souvent le produit involontaire de l'âme

Plus on médite sur la nature, plus on reconnaît que ce n'est point sa faute si l'homme n'est pas heureux. Elle s'est proposé le bien ; partout elle en a placé les moyens. Tous les élémens du bonheur existent dans son système ; ce n'est pas elle qui est blâmable, c'est nous qui la jugeons mal. Si elle n'eût créé l'homme faible, et n'eût mis en lui la crainte des maladies, avide de jouissances comme il l'est, l'intempérance eût

après l'exemple rapporté par Sauvages. Une jeune fille, dominée par une propension excessive à l'acte de la solitude, en connaît toute la honte et le danger ; elle vient au tribunal de la pénitence : aux genoux d'un ministre de la religion accablé sous le poids des années, tel qu'on eût cru voir saint Jérôme recommençant un autre siècle, elle lui ouvre son cœur, lui avoue sa faute, lui en témoigne le repentir le plus sincère ; et, en abjurant son égarement, y succombe encore.

Cette lutte de la vertu et des passions, où celles-ci cependant l'emportent sur la faible humanité, même chez des âmes vertueuses, rappelle cet aveu de la malheureuse Héloïse dans la retraite du Paraclet.

> Mon Dieu m'appelle en vain du trône de sa gloire ;
> Je cède à ma faiblesse une indigne victoire ;
> Les cilices, les fers, les prières, les vœux,
> Tout est vain, et mes pleurs n'éteignent point mes feux.
> *(Traduction de Colardeau.)*

Nous connaissons et nous gouvernons mieux notre esprit que notre cœur. (Le doct. Virey, *Dict. des sciences méd.*, art. *instinct.*)

développé chez lui des passions qu'il n'eût pu
maîtriser. De ses besoins et de son imagination
souvent déréglés pouvaient naître ses vices ; il
fallait y obvier, et cependant le préserver du
supplice de l'ennui ; la nature le forma pour le
travail.

Aussi Voltaire a-t-il dit avec beaucoup de
raison :

> Le travail est souvent le père du plaisir ;
> Je plains l'homme accablé du poids de son loisir (1).

Après la tempérance et de douces observations,
le travail me paraît donc, madame, le remède
le plus propre à ramener à la vertu ou à conserver heureuses et vertueuses les personnes de
quelque rang qu'elles soient. Ce travail doit être
journalier, modéré et réglé : journalier, afin que
l'on s'en fasse une douce habitude ; modéré,
c'est-à-dire suffisant pour ne pas laisser de place
à l'ennui, mais point soutenu jusqu'à inspirer
le dégoût ; bien ordonné, car c'est une vérité de
l'ancienne aussi bien que de la nouvelle philosophie, que l'ordre réjouit l'âme.

Que l'on donne surtout à la jeune mélanco-

____

(1) *Discours sur la modération.*
Rivarol a dit depuis : « Si la pauvreté fait gémir
l'homme, il bâille dans l'opulence ; quand la fortune nous
exempte du travail, elle nous accable du temps. »

lique (l'erreur solitaire n'est qu'une mélancolie des plus fâcheuses) le goût et l'habitude du travail ; qu'il ait souvent pour but, du moins autant que cela se pourra, des objets qui lui seront utiles et agréables, comme des fleurs, des broderies, des ajustemens. Cet emploi du temps pourra lui être d'un très-grand secours ; car si rien n'est plus dangereux pour la jeunesse que l'oisiveté, c'est surtout pour la jeunesse déjà sur la pente rapide du vice.

« Je regarde, dit un très-savant médecin suisse, le célèbre Zimmermann (dans un excellent traité sur les avantages de vivre quelquefois seul avec la sagesse et le travail), une activité tranquille au milieu du dégoût et de l'apathie qu'engendre la faiblesse des nerfs, comme le contre-poison le plus sûr et le plus efficace contre l'ennui, la mauvaise humeur et la mélancolie. (1) »

Notre Delile a dit :

> Un soin prudent
> Fixe par le travail un cœur indépendant ;
> Sans lui la liberté nous tourmente et nous pèse,
> Par lui des passions le tumulte s'apaise ;
> Les chagrins sont calmés, le vice combattu ;
> Il ajoute aux plaisirs, il nourrit la vertu (2).

Je pourrais ajouter que Ruth gagna les bonnes

(1) *La Solitude considérée relativement à l'esprit et au cœur.*

(2) Poëme de l'*Imagination.*

grâces de Booz en glanant dans sa moisson.

On trouvera quelques-uns des avantages du travail dans des études pour lesquelles la jeune malade montrerait du penchant, telles que celles des langues, d'une littérature convenable, de l'histoire, de l'éloquence et de la poésie, de la musique et du dessin. Seulement il faudra tâcher de diriger le goût de la jeune personne dans la plupart de ces arts, comme Fénélon en donne le conseil, vers le noble et le sublime (1), et lui faire éviter avec soin le languissant et le voluptueux, afin de ne pas porter le flambeau des passions dans un cœur déjà si prêt à en être consumé. L'Albane et quelques autres peintres du même genre ne seront pas ses maîtres, mais bien Raphaël, le Poussin; quelques paysagistes et quelques-uns des meilleurs peintres de fleurs et de fruits, Redouté, Waënspendonck.

La musique surtout demandera la plus grande attention de la part des personnes qui s'intéresseront à la guérison des malades dont il s'agit ici. Elle peut être, selon le choix que l'on en fait, un remède heroïque, et qui tient sans exagération du prodige, ou un moyen d'un usage mortel.

Triste, elle appellera et établira de plus en plus dans le cœur des solitaires toutes les pas-

______

(1) *Traité de l'Éducation des filles.*

sions tristes et débilitantes qui les accablent déjà,
et pourra décider en elles le désespoir auquel
elles n'ont que trop de penchant. Molle et tendre, elle serait contraire aux principes qui conviennent à l'éducation d'une jeune personne, et
qui doivent être, avant tout, ceux de la raison
et de la décence; elle acheverait de porter à son
comble le mal que l'on chercherait à détruire,
en achevant d'énerver le corps et l'esprit, ou
d'en exalter la fièvre au plus haut point. On a vu
des personnes mourir tout à coup au milieu de
tant d'imprudences (1).

Les éphores, à Sparte, défendirent à un mu-
sicien d'ajouter à sa lyre une corde, au moyen
de laquelle il tirait des sons tendres et langou-
reux, que l'on jugeait propres à corrompre l'âme.
Quelques historiens prétendent même qu'il fut
banni.

Mais autant une musique, si imprudemment
choisie, peut être pernicieuse, autant une musique, tantôt noble et sublime, tantôt gracieuse,

______

(1) On trouve un exemple frappant d'un semblable
mort dans l'ouvrage de Joseph-Louis Roger, médecin
de l'université de Montpellier, touchant les effets de la
musique sur le corps humain, chap. 4, art. 3, ouvrage
dont on doit une traduction élégante et judicieuse du
latin en français, au docteur Sainte-Marie, l'un des plus
habiles médecins de Lyon.

vive et fraîche, peut être propre à conduire au résultat que l'on cherche ici.

Nul art, nul objet, nulle occupation n'ont en général, autant qu'une musique agréable, le don de substituer des idées entièrement opposées à celles au milieu desquelle elles nous surprend, ou de nous y entretenir selon qu'elle est, par son caractère, en rapport ou non avec ces idées. On pourrait presque la comparer à une espèce de protée qui, susceptible de mille formes, et possédant d'une manière irrésistible le langage de toutes les passions, de toutes les affections agréables ou pénibles, pénètre jusqu'aux dernières retraites de notre âme, et qui, en l'entretenant de telle ou telle passion, de tel ou tel genre d'idées, l'anime ou la calme, l'attriste ou la réjouit; en un mot, la fait sentir ou penser à son gré. Il est peu de personnes qui n'aient éprouvé ces effets, ou qui n'en aient observé des exemples. Et comment la musique n'aurait-elle pas le pouvoir de distraire l'esprit, et de changer la nature même de ses opérations, puisqu'elle a si souvent celui de faire taire jusqu'à la douleur elle-même (1)!

(1) Bonnet dit avoir connu plusieurs personnes qui employaient cet art avec succès pour apaiser des douleurs de goutte. Athénée rapporte que des douleurs de sciatique ont été dissipées par le même moyen. Théophraste raconte aussi, dans son livre de *l'Enthousiasme*, qu'il a cal-

Or, l'un des principaux objets que l'on doit se proposer dans le traitement moral des mé-

mé des douleurs de sciatique avec le mode phrygien. Aulu-Gelle, en confirmant ces observations, dit que c'est une chose connue de tout le monde, et qu'on trouve dans la plupart des auteurs. On se servait pour cela de la flûte, qui était, chez les anciens, l'instrument le plus aigu et le plus éclatant. Cœlius Aurélianus décrit sa manière d'agir en parlant d'un joueur de flûte qui avait enchanté, dit-il, les régions douloureuses en leur imprimant une espèce de palpitation ou de sautillement au moyen duquel le principe de douleur avait été chassé.

Dutrivai, trésorier de France, mort à Montpellier, fournit encore une preuve bien remarquable du pouvoir de la musique sur la douleur. Un ulcère à la jambe le faisait souffrir cruellement; aucun remède n'avait pu le soulager, si ce n'est la musique, qui était pour lui un narcotique souverain. Ses souffrances horribles l'ayant conduit aux portes du tombeau, pour adoucir l'horreur de ses derniers tourmens, il fit célébrer auprès de son lit une messe de mort en musique, dont il distribua lui-même les parties, et quitta la vie sans douleur. Ernest, duc de Bavière, souffrait cruellement de la goutte; ayant laissé tout autre soin, il s'adonna entièrement à la musique; et, à force d'en entendre, il parvint à modérer les douleurs atroces qu'il éprouvait.

Elle n'est pas toujours simplement palliative; elle guérit quelquefois totalement les malades. Asclépiade, qui professait cette maxime si philantropique et si digne d'un médecin, que l'on doit guérir sûrement, promptement et agréablement, ne l'gnorait pas; il va jusqu'à déclarer que rien n'est plus propre à guérir les personnes en délire

lancolies en général, et de détourner l'esprit des malades de la direction vicieuse qui lui est imprimée par la maladie, primitive à la vérité, mais que cette direction une fois prise ne contribue pas peu aussi à entretenir. Cet appui que se prêtent réciproquement parfois l'effet et la cause d'une maladie, se remarque surtout dans l'espèce dont j'expose ici la principale médication. Nul changement d'idées ne pourrait y être plus salutaire que celui qui résulterait du choix d'une musique telle que je l'ai indiquée ci-des-

ou aliénées que le chant et la musique. (Alexand. *ab Alexandro. dier. genial,* lib. 6, cap. 5.) Xénocrate faisait chanter des vers aux maniaques. Beaucoup d'autres médecins anciens ont souvent employé avec succès de pareils traitemens.

Desault employait, dans la phthisie même, avec un succès égal, l'équitation et les autres exercices de ce genre, ou la musique. Pour la plupart de ces faits, voyez le traité de Roger ci-dessus.

Le professeur Moreau de la Sarthe rapporte qu'il a fait cesser, chez deux personnes, des accès d'hystérisme au moyen d'une musique douce et appropriée au genre de leur sensibilité. Le même auteur rappelle aussi le succès que l'on obtint du jeu d'une harpe pour guérir une mélancolie déjà ancienne et arrivée au plus haut degré d'aliénation produite par un amour violent. La malade entendait les essais de cette harpe dans un bain.

(Hist. nat. de l'homme et de la femme.)

16

sus, c'est-à-dire, tantôt noble et sublime, tantôt gracieuse et vive; rien n'y aurait le moindre point de contact avec la passion que l'on voudrait combattre, tout lui serait directement opposé, par conséquent rien ne pourrait être plus propre à la faire oublier.

D'un côté, en effet, se trouverait l'élévation et la gaîté, le bien-être de l'âme et de véritables jouissances; de l'autre, la confusion, la timidité, la tristesse, la langueur et toutes les espèces d'incommodités. Le courage et l'estime de soi-même, l'esprit et le génie, tout renaîtrait de l'emploi du moyen dont je parle. Il ne s'agirait que de le bien diriger.

L'on pourrait d'autant plus attendre ces bienfaits d'une musique aimable et légère, qu'elle paraît surtout favorable aux personnes ou douées d'un tempérament mélancolique, ou atteintes d'affections mélancoliques. Elle paraît être pour elles un spécifique, et, si je pouvais m'exprimer ainsi, une espèce d'*aura vitalis*, d'air vital. Lorsqu'elles en goûtent les charmes, le fleuve de l'oubli semble en quelque sorte couler dans leur âme pour en effacer toutes les peines, et n'y laisser naître que des fleurs et des images riantes; il leur semble enfin à elles-mêmes qu'elles ont été métamorphosées tout à coup en d'autres personnes. On a, en effet, observé que, lorsque des sujets mélancoliques se livrent à la joie et à la gaîté, ils portent ces deux sentimens au plus haut degré.

Pour se faire savourer avec tous ses attraits, la musique veut aussi des individus d'une sensibilité exquise, et l'on sait qu'il n'en est pas de plus sensibles que les mélancoliques.

Les fonctions réparatrices, la digestion (1),

(1) Diverses affections, et des opérations de la membrane du tympan, ont appris il y a long-temps les sympathies qui existent entre l'oreille et l'estomac. On a vu souvent le vomissement déterminé par des abcès ou par la perforation de cette membrane. J'ai observé, non pas des vomissemens complets, mais de légères vomituritions causées par une inflammation du conduit auditif externe.

« Lorsque la membrane du tympan acquiert, par l'effet d'une maladie quelconque, une sensibilité trop grande, dit le docteur Sainte-Marie dans les notes intéressantes qu'il a ajoutées à la traduction citée, les sons les plus doux et les plus harmonieux peuvent l'incommoder (j'en ai rapporté un exemple dans les lettres à la jeune malade), et causer par sympathie le vomissement. Mais, si cette membrane est dans son état naturel, des sons qui la chatouillent agréablement doivent résonner jusqu'à l'estomac. » De là cette impression délicieuse qu'on éprouve à l'épigastre quand on entend une bonne musique; impression que je ne saurais mieux comparer qu'à ce bien-être qu'on ressent dans la même partie lorsqu'on est dans un bain tiède. « De tous les exercices que l'on conseille aux gens de lettres après le repas, ajoute encore le docteur Sainte-Marie, pour favoriser la digestion, je l'assimilation, la sécrétion de la bile, ainsi que la transpiration, qui languissent d'une part ; de l'autre, les fonctions de l'entendement, souvent troublées chez ces personnes, sont en quelque manière réaccordées pour le concert de la vie, par d'autres concerts, produits aimables des arts et du goût.

Bourdelot encore rapporte, dans son Histoire de la musique, qu'un médecin célèbre lui a assuré avoir guéri, au moyen de cet art, une dame de qualité, devenue folle à la suite d'une passion.

Pomme, médecin d'Arles, a publié l'histoire

n'en connais pas de plus convenable que la musique. »

La musique, effectivement, verse dans l'âme un doux contentement, et l'on sait que c'est dans cet état que toutes les fonctions s'exercent avec le plus de facilité et de régularité. Une douce gaîté relâche modérément les organes, la peau, les vaisseaux sécrétoires, et tous les systèmes en général, tandis que la tristesse, au contraire, les resserre, les frappe souvent même d'un spasme pénible et morbide.

Le fait suivant (c'est un doute que j'énonce) ne pourrait-il pas être encore de quelque valeur pour constater les rapports physiologiques de l'oreille avec le foie ? J'eus, il y a quelques années, l'occasion de voir une personne atteinte d'une violente otite ; il se déclara un ictère très-intense ; elle mourut : on trouva, à l'autopsie, toutes les parties constitutives de l'oreille interne, parois du tympan, vestibule, parties pulpeuses situées sur les rampes du limaçon, etc., teintes d'un vert poireau.

de la maladie d'une jeune demoiselle hystérique à laquelle il a rendu le libre exercice de ses sens et le calme de l'esprit, par le même remède.

Les Mémoires de l'académie des sciences de Paris contiennent des exemples semblables.

Marie de Saint-Ursin (lettres citées) en rappelle aussi plusieurs.

Cet art aura non-seulement l'avantage de détourner de l'esprit des personnes atteintes du délire de la solitude les idées pernicieuses qui les livrent constamment au penchant qui les dévore en secret ; de remonter toutes leurs facultés avec assez de promptitude en les réjouissant ; d'être singulièrement approprié enfin à leur traitement ; mais il pourra encore, si on leur fait apporter dans son usage le discernement dont j'ai parlé plus haut, servir à leur inspirer le goût de la vertu. On en fait dans les temples l'interprète et l'un des charmes de la prière. Il a été de tout temps consacré à ces divers usages. Les anciens l'employèrent spécialement à faire naître et à entretenir les vertus de toute espèce, le courage, l'honneur, le sang-froid, la raison et la modération, la bonté, la douceur, la chasteté même. Pourquoi ne pas lui rendre de si nobles attributs ?

Pythagore, l'un des plus grands hommes de l'antiquité, estimait infiniment la musique ; elle exerçait sur lui une influence en quelque sorte divine. Il la jugeait si propre à adoucir et à bien régler les passions, qu'il voulait que ses disciples commençassent et finissent leur journée par elle ; mais il voulait qu'elle fût toujours mêlée à des paroles de vertu.

Je donnerai, touchant l'application de l'art du dessin à la guérison des jeunes solitaires, les mêmes préceptes que je viens de donner touchant celui de la musique pour le même objet. On en rejetera de même tout ce qui pourrait donner à l'esprit de la direction vers la mollesse ou la volupté. Des fleurs, des paysages, des tableaux de mœurs ou d'histoire, doivent fournir aux crayons ou aux pinceaux des malades les sujets de leurs distractions en ce genre.

Des études qui seraient inséparables par leur objet d'un grand exercice seraient spécialement propres à remplir toutes les indications qui se présentent ici : telles, par exemple, que celles de l'entomologie ou des insectes, de la botanique et de la minéralogie faites dans de belles saisons. Ces études conviendraient d'autant plus dans ces circonstances, que l'effet direct de l'exercice est d'attirer les forces, et, s'il était permis de s'exprimer ainsi, l'attention vitale dans l'organe superficiel et dans ceux du mouvement, tels que la peau et les muscles ; de multiplier les impressions extérieures, d'en occuper tous les sens à la fois, de changer enfin, comme l'a dit

un médecin sénateur et philosophe (1), relativement à l'influence du régime sur les habitudes
morales, l'ordre des impressions, et de suspendre
le cours de toutes les habitudes quelconques con-
tractées pendant le repos.

L'étude de la botanique, par exemple, faite
dans de belles saisons, dans de beaux pays, avec
des personnes instruites et spirituelles, gaies,
douces et raisonnables, auxquelles les parens des
jeunes malades pourraient quelquefois se réunir;
l'étude de la botanique, dis-je, offrirait des ressources que ne présentent pas d'autres travaux.
Ces nouveaux remèdes seraient un exercice suffisamment prolongé, l'air des bois, des montagnes, et du matin surtout. L'exercice et l'air des
champs remplissent ordinairement alors, mais
particulièrement pendant la jeunesse, le corps et
l'âme d'un sentiment délicieux de bien-être et
de liberté; ils donnent une fraîcheur et une pureté de pensées auxquelles il n'est presque rien
d'égal; mais le charme d'un beau jour qui commence, le réveil des plantes, leur premier parfum, l'oubli de la ville, la couleur et la variété
des objets, la rencontre et l'examen, les caractères et le choix, ainsi que le classement des
plantes et des insectes que l'herbier ou que les

(1) Cabanis, *Rapp. du physique et du moral, Mém. sur
l'infl. du régim. sur les habitudes morales.*

cadres ne renferment pas encore, et dont on se propose de les enrichir ; un trait d'histoire raconté en marchant, une partie de la troupe dissertant, une autre s'arrêtant pour admirer quelque point de vue ; là une vallée, ici un rocher affreux ; l'appétit excité et vivement satisfait au lieu et à l'heure convenus ; une fontaine qui offre tout à la fois une eau pure et des plantes intéressantes ; un ruisseau poissonneux ; enfin le retour, et le sommeil sans rêves, long et trouvé court, que procurent ordinairement ces agréables occupations, et qui ne retrace que les circonstances les plus agréables de l'excursion de la veille : quoi de plus propre que tout cela à distraire, comme il importe, les malades de l'espèce dont il s'agit, et à leur présenter d'utiles remèdes ! Que de sources d'innocence et de bonheur !

On fera donc bien, lorsqu'on le pourra, et qu'il en sera temps encore, de fournir aux personnes que l'on désirera préserver ou guérir d'habitudes vicieuses tous les moyens de se livrer à cette étude de la manière que je viens d'exposer, non pas dans des cabinets avec des plantes sèches ou des gravures, mais bien dans les champs, et dans les terres natales des plantes elles-mêmes. On verra bientôt alors, très-probablement, les jeunes mélancoliques redescendre de la montagne avec de meilleures mœurs, et plus satisfaites de leur santé et de leur esprit, heureux fruits de l'air pur qu'elles auront respiré, autant que de la fatigue légère qu'elles auront éprouvée (1).

L'étude de la botanique devrait être une étude de prédilection pour les femmes.

Elle les mettrait à l'abri de beaucoup de maladies ou d'incommodités, en les fortifiant par un exercice accompagné d'un peu plus de peine que celui qu'elles font ordinairement.

La culture d'un jardin d'une certaine étendue, point trop grand ni trop borné, conviendrait très-bien, non-seulement à de telles malades, mais encore à de jeunes personnes de mœurs les plus louables même. Mais je voudrais qu'elles en fussent réellement les cultivateurs; qu'elles s'imposassent la tâche de le fertiliser; qu'elles ne comptassent absolument sur personne qu'elles pour en faire le travail, et qu'on les engageât à en destiner le produit (afin d'exciter leur courage) à faire un acte quelconque de bienfaisance.

(1) Pline le jeune faisait ainsi à son ami Corneille Tacite l'éloge de cette salutaire influence de l'exercice et des lieux agrestes sur le cœur et l'esprit de l'homme : *Mirum est ut animus agitatione motuque corporis excitatur.*
. . . .
Proindè, cùm venabere, licebit, auctore me, ut panarium et lagunculam, sic etiam pugillares feras. Experieris non Dianam magis montibus quàm Minervam inerrare. (Lib. 1, epist. 6.)

Je suis persuadé que la guérison de toute solitaire, qui daignerait et qui pourrait encore trouver quelque plaisir dans ce genre de vie, serait
assurée, tant au physique qu'au moral, avant
beaucoup de temps.

« Tout ce qu'on entreprend dans une science
ou dans un art quelconque en forme de délas-
sement, et qu'on pousse jusqu'à une certaine
perfection, contre-balance les plus grands maux
moraux. Toute difficulté vaincue donne du plaisir chaque fois que l'on regarde avec complai-
sance un ouvrage achevé; l'âme sent un calme,
une satisfaction inexprimable, et, contente d'elle-
même, elle ne cherche plus d'autre bonheur.
Les jouissances du cœur sont à la portée de toutes
les personnes qui, libres, tranquilles et aimantes,
sont toujours contentes d'elles-mêmes et des
autres. Ah! combien aussi, pour cette raison, le
bonheur que l'on goûte à la campagne est-il plus
grand que cette félicité mensongère que l'on affecte dans les palais et dans les cercles brillans!
C'est ce que savent bien les gens du monde, que
l'on entend si souvent se plaindre de l'ennui. On
ne connaît pas l'ennui dans les vallons des Alpes,
sur ces montagnes où l'innocence habite encore,
et qu'aucun étranger ne quitte sans verser des
larmes (1). »

(1) Zimmermann, *de la Solit. relativement à l'esprit
et au cœur,* chap. 11.

Mais comment de jeunes personnes pourraient-elles s'accoutumer à ce genre de vie? Pourrait-on m'objecter: Il est celui de beaucoup de femmes cependant aux portes des villes et dans les villes même; et d'où sont-elles parties pour s'y former? De l'enfance, c'est-à-dire d'un état de faiblesse bien plus grand encore que celui de la plupart des personnes auxquelles je le conseille. Ce travail a été pour ces femmes une espèce d'éducation à laquelle on les a façonnées de bonne heure. Cela est vrai; mais comment les y a-t-on façonnées? En n'exigeant d'elles chaque jour que ce qu'elles pouvaient faire. On en agira ainsi à l'égard des solitaires; on devra même les ménager davantage encore. Craindrait-on que, de quelque manière qu'elles en usassent, ce moyen ne leur parût toujours trop fatigant? Ce serait à tort, si elles veulent en sentir l'importance, y apporter quelque intérêt, et si l'on veut y soutenir leur courage. Elles le supporteront toujours avec des interruptions suffisantes. Un peu de peine d'ailleurs leur est nécessaire; c'est précisément un peu de fatigue qu'on doit désirer chez elles à la fin de chaque jour, afin que le besoin du repos l'emporte sur les séductions d'une habitude mortelle. C'est aussi dans un peu de peine et de fatigue que se trouve le développement des forces : les unes et les autres sont des élémens de bonheur dans la jeunesse et pour le reste de la vie.

Il est peu de mères qui consentiraient à ce que leurs filles s'exposassent à avoir la peau moins fine, les mains moins jolies, pour acquérir plus de forces et de santé ; elles craindraient qu'elles ne se privassent ainsi de quelques faibles attraits ; mais elles en seront bien moins pourvues accablées d'infirmités. Pourquoi ne voudrait-on chez les femmes que de la délicatesse, si voisine de l'état de maladie, et jamais de la force, compagne de la santé et source des générations saines et robustes? Une femme délicate n'est souvent jolie qu'aux dépens de la véritable beauté, qui se trouve plutôt unie à la force qu'à une extrême délicatesse. D'ailleurs les beautés de l'âme ne méritent-elles donc aucune considération dès qu'il s'agit de quelques agrémens du corps? Et certes, l'âme gagnerait beaucoup au genre de vie auquel je conseillerais d'inviter à se livrer les personnes atteintes d'habitudes secrètes. La vie agricole est une suite de relations immédiates entre Dieu et les hommes; elle est une excellente école de piété, de simplicité, de modération et d'amour du travail. Les passions douces, et qui rendent véritablement heureux, naissent parmi les fleurs et les fruits ; celles qui tourmentent le cœur habitent bien plus souvent les villes avec l'oisiveté, l'ambition, le luxe et les plaisirs imaginaires.

Du reste, je ne propose ici qu'un moyen de

guérison : la dangereuse habitude une fois détruite, et leur santé consolidée, les personnes pourront alors, si elles le veulent, renoncer définitivement à ce moyen.

Des promenades sur l'eau, si l'on habite près de quelque rivière, seraient encore très-favorables à de jeunes mélancoliques; il serait même à souhaiter qu'on leur apprît à conduire des barques légères, et qu'on leur fournît souvent, dans les momens que l'on pourrait consacrer à ce genre de récréation, l'occasion d'exercer en famille, sur le liquide élément, et leurs forces et leur habileté (1).

J'en dirai autant de beaucoup d'autres exercices.

Je recommanderai aussi beaucoup les voyages qui, entrepris de même que l'étude si intéressante de la botanique, avec des guides éclairés et de mœurs sûres, offriront une grande partie de ses avantages; c'est-à-dire qu'ils distrairont

(1) Pour ne citer que la France, combien n'y voit-on pas de rivières où des femmes ne sont occupées qu'à transporter de cette manière des passagers d'une rive à l'autre ! Combien de personnes ont été souvent conduites ainsi par de très-jeunes filles et par des femmes d'un très-grand âge ! Je le fus moi-même un jour sur la Saône, à Lyon, par une femme âgée de quatre-vingt quatre ans, qui m'assura que ce travail ne la fatiguait pas plus que bien des femmes beaucoup plus jeunes qu'elle.

et instruiront encore suffisamment; car c'est surtout ici, je le répète, la tendance à des idées et à une habitude dangereuses que l'on doit s'attacher à changer, de même que c'est l'objet de la médecine thérapeutique ou médicamentaire, proprement dite, de remédier aux dispositions humorales et vitales qui ne se concilient point avec la santé.

Il est inutile de faire observer que, lorsque l'on ne pourra procurer tel ou tel genre de distraction aux jeunes malades, on aura recours à d'autres.

Beaucoup de promenades à pied, sur l'eau, quelquefois à cheval, en voiture dans la campagne, des travaux à l'aiguille, au tambour des brodeuses, des crayons, un *forte*, l'étude de la botanique, la culture d'un jardin, la conduite d'une barque légère, des voyages, pourront donc déjà offrir autant de moyens aussi efficaces qu'agréables d'arracher d'intéressantes victimes à une habitude toujours funeste.

Mais il est un autre ordre d'occupations dans lequel de jeunes solitaires trouveront également d'heureux correctifs de leurs mœurs. Je n'ai fait que les nommer précédemment; ils méritent que je m'y arrête.

Ces occupations sont particulièrement celles de l'esprit. La plus simple, la plus facile est la lecture. L'important est de la bien diriger.

Comme l'histoire, généralement parlant, intéresse tous les âges, comme sa connaissance est une de celles qu'il est le moins permis d'ignorer, l'une des plus fécondes en utiles leçons, on procurera d'abord les meilleurs traités d'histoire universelle aux jeunes mélancoliques, tels que ceux du sage Rollin; l'*Histoire universelle* par une société de savans anglais; celle de M. Anquétil et de M. de Ségur; on y joindra *la Manière de lire l'histoire*, par Turgot. Ces traités sont plus que suffisans pour de jeunes personnes. On leur laissera lire ensuite, si elles le désirent, l'histoire particulière de ceux des grands hommes dont le caractère et les vertus les auront le plus charmées dans l'histoire des nations en général.

Des traités directs de philosophie et de morale seraient trop graves pour elles. Ils pourront être avantageusement remplacés par les suaves et religieuses *Etudes de la nature*, et ses touchantes *Harmonies*, par Bernardin-de-Saint-Pierre; par *le Génie du christianisme*, *l'Itinéraire de Paris à Jérusalem*, de M. de Châteaubriand; le joli poëme de *Joseph*, par Bitaubé; la mort d'*Abel*, par Gessner; et par beaucoup d'autres ouvrages du même genre.

Je leur recommanderais beaucoup aussi la lecture du traité de Zimmermann sur la solitude, ou les avantages de vivre quelquefois seul,

soit à la ville, soit à la campagne, si elles n'a-
vaient déjà trop de penchant à se dérober à la
société, si elles avaient plus d'empire sur elles-
mêmes. Que de belles leçons de sagesse et de
bonheur elles y trouveraient! Que de fraîches
et de charmantes descriptions de la nature elles
y admireraient! Mais je craindrais, en leur con-
seillant la lecture de ce bel ouvrage, de conduire de faibles enfans sur les bords tout à la
fois enchanteurs et glissans d'un fleuve profond
et irrésistible.

Mais, remettant à d'autres temps la lecture
de ce dernier traité, les riches compositions que
j'ai désignées rempliraient toujours néanmoins
leur cœur de l'amour de la vertu et de la Divinité, ainsi que leur esprit de pensées et d'images, tantôt douces et riantes comme celles des
Etudes de la nature, tantôt éclatantes et ma-
gnifiques, comme on en admire dans le *Génie
du christianisme;* elles rétabliraient ou conser-
veraient le calme dans leur âme et dans leurs
sens; elles opéreraient en elles d'heureuses
diversions, absorberaient délicieusement leurs
loisirs, et les rameneraient enfin à la sagesse,
à la santé, au bonheur, au milieu des jouissances les plus pures.

Ces beaux écrits n'étant ni trop austères, ni
futiles, de jeunes personnes en retireraient encore l'avantage précieux de donner à leur enten-

dement toute l'étendue et la force dont il serait susceptible ; car une méditation modérée, comme l'avaient déjà remarqué les anciens, est pour l'esprit ce que la promenade est pour le corps (1).

Je n'ai eu en vue, madame, dans le très-petit nombre d'ouvrages que je viens d'indiquer ici, que les jeunes valétudinaires, pour lesquelles on ne désirerait, ou qui ne rechercheraient elles-mêmes dans leurs lectures que quelques récréations utiles et momentanées ; encore n'ai-je cherché à donner qu'une idée du genre de livres même qui pourraient convenir dans de telles circonstances.

Mais, si par leur fortune, ou par un goût naturel, de jeunes solitaires voulaient bien et pouvaient se consacrer tout entières aux belles-lettres, elles en étudieraient les élémens et les principes dans nos meilleures poétiques, comme dans celles de Le Batteux, de Marmontel ; dans quelques-uns de nos meilleurs cours de littérature, tels que ceux de La Harpe, de Lemercier, de Noël. Elles cultiveraient ensuite la littérature entière de telle ou telle nation qu'il leur plairait, comme celle de l'Italie, par exemple (d'après l'histoire littéraire qu'en a donnée Ginguené), ou de toutes les nations en géné-

(1) OEuvres d'Hipp., *des Épidém.*, liv. 6. sect. 5.

ral; ou telle branche seulement qui leur offrirait le plus de charmes, comme la fable, l'églogue, l'histoire. De la lecture de quelques auteurs du genre qu'elles auraient adopté, elles passeraient successivement à celles de tous les autres. L'Essai de littérature à l'usage des dames, par Dampmartin, serait encore pour elles un fort bon guide.

Il est deux autres espèces de livres qui flattent sans danger l'une des passions les plus remarquables de l'esprit, et qui en sont toujours accueillis avec le plus vif intérêt; ce sont ceux que l'on nomme par abréviation *les Voyages*, et les traités d'*archéologie*, ou ceux qui contiennent des histoires des monumens. Ces livres offrent en outre cet avantage, qu'ils peuvent suppléer les voyages réels, qu'il n'est donné qu'à peu de personnes de pouvoir entreprendre pour leur plaisir ou par remède : « Il n'est pas permis à tout le monde d'aller à Corinthe, » disaient les Grecs et les Romains.

Quant aux voyages, on procurera d'abord les plus célèbres aux jeunes malades. Elles pourront commencer par lire l'abrégé général de ceux de l'abbé Prévost, par La Harpe; puis elles en viendront aux relations particulières, comme à celles des Voyages en Égypte, en Grèce, en Italie, en Suisse, en France, en Espagne, en Angleterre, et successivement, selon leur goût, le temps qu'elles pourront employer à de semblables lectures, et les ressources de leurs parens.

De même, si l'on ne pouvait accompagner de jeunes solitaires dans des voyages scientifiques et lointains, on leur proposerait de leur procurer la connaissance des monumens antiques, des mœurs et des usages des anciens peuples, par les beaux traités qui existent sur ces objets, et les atlas à l'aide desquels on a essayé d'en dérober du moins les images au temps (1).

(1) Ces monumens consistent en édifices, en statues, en bas-reliefs, en tableaux, en vases, en pierres gravées, en médailles, en inscriptions, en manuscrits. Un très-grand nombre ont été dessinés, gravés, et composent encore de cette manière des collections très-intéressantes.

Beaucoup de grandes villes, quelques riches particuliers, et quelques savans auxquels on donne par cette raison le nom de *collecteurs*, possèdent en nature même des collections d'antiques, que l'on peut facilement obtenir la permission de visiter et de consulter, si l'on ne s'en trouve pas très-éloigné.

Quelques savans, les muséographes, ont donné des descriptions de musées. Leurs traités sont ou généraux ou particuliers, selon le genre de collections qu'ils ont décrites. Les principaux d'entre eux sont : Gori, qui a donné la description du musée de Florence : on a publié depuis un ouvrage intitulé *Galerie de Florence*, qui peut en être regardé comme une continuation.

Visconti, auteur du muséum *Pio clementinum*.

Mais quelles choses sont exemptes d'inconvéniens? Il n'en est pas. L'air renferme quelquefois

Molinet, auteur de la *Description du cabinet de Sainte-
Geneviève*, à Paris.

Obertin, qui a donné dans son *Muséum schœpflinia-
num*, la description du cabinet donné à la ville de
Strasbourg par le célèbre Schœpflin.

On appelle *iconographes* ceux qui ont publié des
figures de monumens, mais sans explications.

Monographes ceux qui ont écrit de petits traités séparés sur quelques monumens seulement.

Les mélanges sont des recueils sur différens sujets
d'antiquités. Ceux que l'on doit placer au premier rang
sont les grandes collections accadémiques, dont les
principales pour les antiquités sont les *Mémoires de
l'Académie. des belles-lettres et inscriptions*, l'un des
monumens littéraires, lui-même, les plus honorables
pour la France.

Les *Mémoires de l'Académie de Cortone*.

Ceux de la société des antiquaires de Londres.

Ceux de la société de Gottingue.

Les *Antiquités gauloises et romaines* publiées par le
père Mont-Faucon.

Le *Grand trésor des antiquités* de Grœvius, celui des
Antiquités romaines de Gronovius.

Pour mettre un terme à ces indications, je les finirai
en vous rappelant la *Relation du voyage en Égypte*,
magnifique tribut payé par les savans français aux
sciences, à la civilisation, et l'un des plus beaux exemples de l'emploi que la force devrait faire de sa puissance.
Mais quelque intéressans que puissent être les objets
même de l'archéologie, considérés isolément, l'intérêt

les germes des maladies ; l'aliment le plus sain
même peut être nuisible. La musique, l'étude de

qu'ils présentent ne saurait se soutenir, si on ne les envisage d'après un plan judicieux et déterminé. Pour
éviter cet inconvénient, les archéologues les ont observés
et décrits selon quatre ordres :

Les uns, d'après l'ordre analytique, qui consiste à
ne considérer ensemble que les monumens de chaque
espèce ; d'autres, d'après l'ordre chronologique, qui
consiste à ne considérer que d'après leurs dates.

Plusieurs d'après l'ordre géographique, celui des lieux.

D'autres enfin, d'après l'ordre alphabétique, qui est
celui de tout dictionnaire ou lexique.

Quant aux traités d'archéographie analytique, le plus
ancien est celui de Baudelot de d'Airval, intitulé, *de
l'Utilité des voyages*. Cet ouvrage, bien qu'il soit loin
d'être complet, et qu'il pèche quelquefois contre l'ordre
même, est instructif, et peut être regardé, selon Millin,
comme une assez bonne introduction à ce genre d'études.
La première édition en parut en 1686. Il a été réim-
primé à Rouen, en 1727, et traduit en plusieurs langues ; il est accompagné d'un grand nombre de figures.

L'archéologie littéraire vient après pour la date, mais
non pour le mérite, et ne paraît guère exister qu'en latin.

Oberlin, professeur à Strasbourg, a publié d'abord
en latin, puis en français, un *Tableau synoptique de
l'archéologie*, qui est un excellent prodrome à un grand
et bel ouvrage sur cette matière (son *Orbis antiquus*).
On trouve ce tableau dans le tome premier du *Magasin
encyclopédique*. Il est court, et peut être lu avec beaucoup de fruit.

Le savant Millin, ex-conservateur du Muséum des

la botanique, la culture d'un jardin, ne seraient
pas sans dangers pour une jeune solitaire, si elles

antiques à Paris, que j'ai cité plus haut, et auquel je
dois la plus grande partie des jugemens que je fais connaître dans cette esquisse d'archéologie, a aussi publié
une introduction à l'étude de cette science, qui ne peut
être consultée qu'avec le plus grand avantage par les personnes qui, ne pouvant voyager, voudront du moins
suppléer ce moyen d'acquérir la connaissance des antiquités par l'archéologie littéraire.

De tous les antiquaires qui ont suivi l'ordre chronologique dans l'examen des monumens, Winckelmann est
peut-être le plus célèbre. Il a eu même l'heureuse pensée
d'y joindre l'ordre analytique.

Celles des malheureuses solitaires qui se trouveront du
nombre des personnes qui ne peuvent voyager que dans
leur cabinet, et auxquelles il n'est pas permis de voir
les restes des anciennes métropoles de la terre, ni ceux
de Rome, ni ceux d'Athènes, de Corinthe, ni les mar-
bres amenés à Rome par l'indifférent Mummius, et de
nos jours à Paris par les légions françaises, ni les vases
que produisait l'antique Etrurie, ne sauraient avoir un
meilleur maître pour les leur faire connaître que Winckelmann, dans son immortel *Traité de l'Histoire de
l'Art*. La première édition de cet ouvrage parut en 1764.
Il y en a eu depuis diverses autres : la dernière a été pu-
bliée à Vienne, en 1776. Il a été traduit dans toutes les
langues.

L'auteur a eu pour but, en traitant dans cet ouvrage
de l'histoire de l'art, de donner un système de l'art
même. Il remonte jusqu'à son origine, chez les différentes

n'étaient à son égard les objets de quelques précautions particulières. Il en est de même de la

nations; il en suit les progrès et les variations jusqu'à sa perfection; il en marque la décadence et la chute jusqu'à son extinction.

Pour suivre ce plan, il discute particulièrement l'art chez les Egyptiens et chez les Etrusques; il le considére, spécialement chez les Grecs, comme faisant l'objet de tout l'ouvrage; il passe de là à son histoire dans le sens le plus strict, etc., etc.

Le nom de Winckelmann a été en quelque sorte l'objet d'une espèce de culte parmi les antiquaires. Cependant, pour juger convenablement le mérite de cet homme célébre, et ne pas se laisser séduire par l'admiration qu'il s'est attirée, et qu'il mérite le plus souvent, on ferait bien (encore selon Millin), avant de le prendre lui-même pour guide, de lire l'éloge très-sage et très-éclairé que son ami Heyne en a fait.

Si l'on pouvait se procurer et lire tout ce qui est précieux en ce genre, je conseillerais encore la lecture du Traité général et chronologique de Busching, intitulé, *Esquisse d'une histoire des beaux-arts.* (Cet ouvrage demanderait l'intelligence de la langue allemande.)

Des recherchés sur l'origine, l'esprit et le progrès des arts dans la Grèce, sur leur connexion avec les arts et la religion des plus anciens peuples connus, et sur les monumens antiques de l'Inde, de la Perse, du reste de l'Asie, de l'Europe et de l'Égypte, en 3 vol. in-4°, écrits en français, imprimés à Londres en 1785, par le célèbre d'Hancarville.

Relativement à *l'Archéographie géographique,* il existe beaucoup de descriptions de monumens d'un seul pays,

science des monumens et des usages antiques : il
se trouve dans ses nombreux trésors des morceaux

tels que Rome antique, les antiquités de la Grèce, les
divers voyages en Grèce (ceux *d'Anacharsis* conviendraient surtout ici), en Italie, en Sicile.

Il est, en outre, un *Traité d'archéographie géographique général*, qui paraît être le seul qui existe. C'est
celui du professeur Oberlin : ce savant a dû le traduire
lui-même en français.

Enfin, quant à l'ordre alphabétique suivi en archéographie, le meilleur ouvrage de cette sorte paraît être le
lexique de Sulzer, intitulé : *Théorie générale des beaux-
arts*.

Les articles, dit Millin, en sont courts, précis, et tra-
cés de main de maître ; mais tous ne sont pas de lui.

Le *Dictionnaire des antiquités*, dans l'*Encyclopédie
méthodique*, celui de Chompré, ceux de Pitiscus et de
Furgault concernant les antiquités romaines seulement,
appartiennent encore à cet ordre, et sont estimés.

Enfin il n'existait encore, à ce qu'il paraît, il y a vingt-
cinq ans, aucun autre ouvrage général archéologique,
relativement aux mœurs et aux usages, que celui du célèbre Mont-Faucon ; savoir, *l'Antiquité expliquée*, en 5
vol. formant dix parties, in-folio, et 5 vol. de supplé-
ment. Ce savant antiquaire s'est principalement attaché
à expliquer les mœurs et les usages des anciens d'après
les monumens qu'il a consultés de toutes parts, et qu'il
classe d'après ce système. Mais il a malheureusement
adopté quelquefois des monumens sans une critique assez
sévère, et paraît avoir aussi été souvent trompé par des
dessins infidèles. Cependant, malgré cela, son ouvrage
est un recueil infiniment précieux pour la connaissance

d'arts qui ne sont point à la portée de tous les âges. Il existait chez les anciens, Egyptiens, Grecs et Romains, des pratiques religieuses dont le perfectionnement de la civilisation et l'établissement du christianisme ne permettent pas même le récit, et dont par conséquent il ne conviendrait point à de jeunes personnes d'acquérir la connaissance.

Cependant, comme l'étude de l'archéologie me paraît un très-bon moyen de détourner l'esprit de jeunes mélancoliques d'une direction vicieuse, pour ne pas se priver des ressources que cette étude pourrait offrir, je conseillerais aux personnes riches qui voudraient les mettre à profit, de charger quelque personne instruite de faire pour elles l'acquisition des ouvrages qui pourraient leur suffire en ce genre, et d'en extraire les planches et les feuillets qu'il con-

des mœurs et des usages des anciens, combinée avec celle des monumens.

Ce savant religieux a encore fait la *Description des monumens de la monarchie française*, en 5 vol. in-folio, une *Palæographie grecque*, et un *Voyage en Italie*, dans lequel on trouve beaucoup de choses intéressantes sur les antiquités et sur les manuscrits.

Son éloge, fait par M. de Boze, et qui pourrait intéresser les malades qui chercheraient dans l'étude des antiquités un remède à leur passion, a été inséré dans le tome XVI des *Mémoires de l'académie des belles-lettres*.

viendrait raisonnablement d'en extraire ; on pourrait ensuite les confier sans crainte aux jeunes malades. Cette science étant immense, et se composant d'une multitude d'objets qui attachent tous, fort souvent même isolément, on ne soustrairait ainsi à la connaissance de ces personnes que quelques particularités, dont l'absence ne diminuerait nullement l'intérêt qu'elles pourraient trouver dans cette espèce d'étude.

La composition pourrait aussi fournir un moyen bien puissant pour imprimer au moral des solitaires un nouveau caractère. S'il s'en présentait qui n'eussent point encore perdu tous les bienfaits de la nature, et qui fussent douées d'une imagination brillante et propre à la composition dans un genre quelconque, musique, peinture ou littérature, je voudrais qu'elles essayassent, après avoir étudié les principes de celui de ces arts pour lequel elles auraient le plus d'aptitude, et s'être suffisamment nourries de ce qu'il aurait produit de meilleur, de composer à leur tour dans ce même art. Il est doux d'admirer les travaux des autres ; mais il est un charme secret aussi à composer soi-même. Quel que soit le genre que l'on ait adopté, si le choix en a été libre, on s'y attache, et il attache lui-même à un très-haut degré.

Sera-ce un écrit qui occupera les personnes

qui allaient oublier la sagesse, elles le médite-
ront; elles chercheront à l'enrichir de faits, de
pensées utiles et d'images gracieuses ou fortes;
à en rendre la lecture agréable par une diction
pure, claire et facile.

S'agira-t-il d'un poëme ou de toute autre
composition en musique, elles travailleront à la
rendre estimable par l'harmonie et la mélodie,
par les intentions, par la fraîcheur des idées, par
des phrases musicales bien ordonnées, et l'emploi
des modes les plus propres à l'expression, la
plus vraie possible, des sentimens ou des passions qu'elles voudront représenter.

Enfin le choix et le plan du sujet, la manière
d'en mettre en scène les personnages, le désir
de dérober à la nature ses tons et ses véritables
couleurs, s'empareront en peinture de toutes
les facultés des nouvelles artistes; l'espoir de
mille jugemens flatteurs à la fin de chaque ouvrage les soutiendra, et elles n'auront plus de
penchant que pour une louange juste et bienfaisante.

Je recommanderai non-seulement ces diverses
manières d'employer le temps des jeunes mélancoliques comme des moyens de les arracher
à de dangereux loisirs, de substituer en elles des
idées salutaires à de funestes pensées; mais je
conseillerai encore de ne rien négliger pour
convertir, dans leur esprit, leurs travaux ou

leurs études en autant de passions (1). Il importe qu'elles ne s'occupent de ces objets ni avec dédain, ni avec froideur : que pourraient de faibles distractions contre la plus impérieuse des habitudes ? Une passion peut seule être opposée à une autre avec quelque espoir de succès. Tout l'art d'un tel traitement consiste presqu'à en faire naître de nouvelles. Pope (2), Bonnet (3), Zimmermann (4), ont dit avec raison que les passions sont des vents favorables à l'aide desquels l'homme doit conduire sa nacelle sur l'océan de la vie ; mais il faut pour cela qu'elles soient sagement employées, sinon la nacelle est en danger et coule à fond.

Cependant il est une époque de leur dépérissement où la plupart des solitaires sont insensibles à tout charme quelconque. S'il n'en est aucun, pour une jeune victime de la solitude, dans l'art des Rameau, des Méhul, des Grétry; de Raphaël, du Poussin, de David; dans l'étude favorite de Buffon, de Linné, de Jussieu; enfin si *Esther*, *Athalie* ni *Mérope* n'obtiennent d'elle

(1) Comme moyens révulsifs.

(2) *Essai sur l'homme.*

(3) *Contemplation de la nature,* cinquième part., chap. 4.

(4) *La Solitude, considérée relativement au cœur et à l'esprit,* chap. 4.

aucune admiration ! je plains la mère d'une telle personne, et je crains bien que sa généreuse douleur ne soit sans remède ! Cette insensibilité morale ressemble beaucoup ici à celle dont le corps est frappé dans les derniers temps de certaines maladies, et n'annonce pas moins qu'elle sa profonde altération.

Les productions de la nature et les chefs-d'œuvre des arts touchent-ils au contraire le cœur et enflamment-ils l'imagination de la jeune fille, trouvent-ils en elle quelque goût pour eux et quelque désir de leur étude ; que l'on espère, que l'on mette à profit ces signes de vie ; heureux si on peut les seconder ! puissent-ils devenir des passions louables ! puisse la jeune personne ne dessiner, ne peindre qu'avec passion, ou ne pouvoir plus se séparer de son forté, quitter sa guitare ou ses livres !

Ses livres ! Ah ! qui pourrait, jouissant de la plénitude de l'intelligence et de la santé, même dans un certain degré de maladie, pourvu qu'il ne fût pas gisant dans son lit, ah ! qui pourrait, dis-je, ne pas chérir de tels objets ? Comme ils abrégent les heures qui nous paraissent trop longues ! comme ils effacent les chagrins, en quelque temps et dans quelque fortune qu'on ait recours à eux ! Pétrarque était malade quand il ne lisait pas ou n'écrivait point. Un de ses amis, l'évêque de Cavaillon, craignant que la chaleur avec laquelle il lisait et écrivait à Vaucluse ne ruinât entièrement sa santé déjà affaiblie, le pria un jour de lui donner la clef de sa bibliothèque. Pétrarque la lui donna aussitôt, ne sachant pas ce que son ami en voulait faire. Le bon évêque y enferma ses livres et son écritoire, et lui dit : « Je te défends de lire et d'écrire pendant dix jours. » Pétrarque obéit en se faisant la plus grande violence. Le premier jour lui parut plus long qu'une année ; le second, il eut mal à la tête du matin au soir ; le troisième, il sentit de grand matin quelques mouvemens de fièvre. L'évêque, touché de son état, lui rendit sa clef et sa santé avec elle.

Mais on ne doit pas non plus l'oublier, ces dépositaires de la sage pensée aussi-bien que des jeux de l'imagination, ne doivent être remis aux valétudinaires dont il s'agit qu'après avoir été sévèrement examinés. Sans cette attention, ressemblant à des coupes qui renferment des breuvages salutaires, mais d'un usage subordonné à bien des conditions, et n'étant ici destinés qu'à des mains qu'ils pourraient facilement affaiblir et égarer davantage, qu'à des êtres d'une raison peu sûre et qu'un seul mot pourrait replonger dans tout leur délire, quel mal ne pourraient-ils pas leur causer ?

On conçoit dès-lors que ces productions, qui semblent plutôt exhalées par l'amour ou la volupté mêmes qu'écrites par des hommes, ne conviennent pas plus à de faibles convalescentes de la plus terrible des passions, qu'il ne conviendrait au malade, dont le sang, si je puis m'exprimer ainsi, viendrait de brûler de la fièvre la plus ardente, de boire à longs traits la liqueur la plus spiritueuse et la plus inflammable. On les leur fera éviter avec soin. Telles sont, par exemple, malgré le sophisme de Rousseau (1), dans la préface de la *Nouvelle Héloïse*, tout au moins quelques-unes des lettres si brûlantes d'Héloïse et de Saint-Preux. Offrirait-on à pleines coupes au palais d'un enfant les vins les plus propres à enivrer? Il n'est pas permis de penser qu'on le ferait impunément. Avec quel soin les personnes chargées de cette espèce d'insensés qui ne déraisonnent que sur un seul objet, et qui se livrent subitement à tout ce que l'imagination leur suggère d'extravagant sur l'objet de leur délire, dès

(1) Les œuvres de Rousseau me paraissent, pour la plus grande partie, mériter l'estime et l'admiration des hommes; mais j'y vois un tableau complet de la vie humaine en plusieurs parties, dont la lecture de chacune ne me semble devoir être commencée qu'à certain âge et dans un certain ordre; savoir, la lecture de la partie botanique la première, celle de l'*Émile* la seconde, celle des œuvres politiques la troisième; enfin celle de l'*Héloïse*, par laquelle il pourrait paraître plus convenable à beaucoup de personnes que l'on dût commencer, me paraît être au contraire celle par laquelle on devrait finir.

qu'on le leur rappelle le plus légèrement ; avec quel soin, dis-je, les personnes chargées de la garde de tels malades n'évitent-elles pas de présenter à leur attention les causes ordinaires de leur démence ! C'est ainsi que l'on doit en user à l'égard des solitaires, relativement aux livres remplis de trop de sentimens et de peintures séduisantes des passions, qui ont ou qui peuvent avoir quelque rapport avec celle qui les domine.

Ces livres seraient absolument les occasions de délirer, que l'on fournirait aux insensées dont je viens de parler.

L'on ne permettra donc à aucune solitaire la lecture de beaucoup d'ouvrages, selon qu'ils renfermeront plus ou moins de ces dangereux enchantemens. Telle est une des nombreuses raisons pour lesquelles les personnes sages ont de tout temps proscrit les romans en général. Une femme célèbre, mais en même temps une excellente mère, en parlait ainsi à sa fille : « Le roman, n'étant jamais pris sur le vrai, allume l'imagination, affaiblit la pudeur, met le désordre dans le cœur, et, pour peu qu'une jeune personne ait de la disposition à la tendresse, hâte et précipite son penchant. Il ne faut point augmenter le charme ni l'illusion de l'amour ; plus il est adouci, plus il est modeste, et plus il est dangereux (1). »

(1) La marquise de Lambert.

On doit rejeter de même les poésies dites *éro-tiques*, soit épîtres, soit héroïdes, etc., etc., jus-qu'à un certain âge, puisqu'on ne doit avoir pour but, en permettant aux jeunes personnes de lire, et même en les y invitant, que de leur former des mœurs pures et sévères, et le cœur ainsi que l'esprit à la vertu, en charmant leurs loisirs.

Je ne pourrais donner, au reste, un meilleur conseil à une mère de famille que celui de lire, si elle ne le connaissait pas, l'excellent *Traité de l'éducation des filles*, par Fénélon, les *Avis d'une mère à son fils, d'une mère à sa fille*, et les *Réflexions sur les femmes*, par la marquise de Lambert, l'intéressante *Élise* du docteur Campe, et quelques-uns des ouvrages plus récens qui ont été dictés, comme ceux-ci, par la bienveil-lance la plus tendre et la plus judicieuse : elle ne saurait avoir de meilleurs guides. Le choix des livres, dans ces cas, exige donc qu'on le fasse avec beaucoup de discernement : je ne les voudrais point trop austères; mais on ne doit point perdre de vue que la virginité n'est pas moins un être moral qu'un être physique. Elle ne consiste pas moins dans la pureté de la pensée que dans un corps intact. Une mère de famille dont l'esprit et les mœurs sont irréprochables est plus chaste, si je puis employer ici cette expression, que la jeune personne dont l'esprit est corrompu, et à laquelle cependant on ne pourrait reprocher aucun rapport illicite. Adonnée tout entière loin du monde à l'unique soin de sa famille, l'imagination de cette vertueuse mère ne l'entretient que de son époux, de ses enfans et de ses devoirs. Ses amours sont innocentes comme celles d'un lis ; son âme est celle que l'on croit apercevoir dans les têtes célestes des vierges de Raphaël ; sa physionomie inspire et promet le bonheur, mais le bonheur de l'innocence et de la raison.

La jeune fille, au contraire, dont l'imagination s'est infectée dans des livres dangereux est bien loin d'être si pure ; elle a puisé dans l'une des sources les plus assurées de la corruption ; et malheur, malheur, si la constitution chez elle se trouve en rapport avec le genre d'écrits pernicieux à la lecture desquels elle a si misérablement employé ses loisirs !

Voilà bien des moyens de venir au secours des mœurs d'une jeune solitaire. Elles marchaient bien moins doucement au bonheur et à la vertu, ces généreuses Grecques immortalisées par Homère, ainsi que les modestes compagnes des premiers Romains ! « Sans cesse livrées aux soins domestiques. dit l'auteur (M. de Ségur) du nouveau Traité sur le caractère, l'esprit, etc., etc, des femmes dans les différens siècles, suivre leurs devoirs, nourrir leurs enfans, filer la laine qui devait vêtir leurs pères ou leurs époux, prier les dieux pour leurs succès et leur retour, tels étaient tous leurs plaisirs. »

Mais nos mœurs et nos usages, nos goûts et la culture des arts, la délicatesse de l'éducation des femmes parmi nous, permettent d'embellir le chemin de la sagesse par d'innocentes distractions, et nous pouvons opposer à une philosophie plus austère ces beaux vers de notre Delille :

Des beaux-arts tour à tour le doux apprentissage
S'empare de l'esprit, le distrait, le soulage,
Et d'un joug trop pesant notre esprit échappé
Par leurs jeux innocens est doucement trompé (1).

Ainsi que ceux-ci d'un écrivain non moins célèbre :

Je vis qu'à chaque instant
Les arts consolateurs, plaisirs indépendans,
Nous ouvraient du bonheur la source incorruptible ;
Que de goûts différens plus l'homme est susceptible,
Plus un mortel en peut rassembler dans son cœur,
Et plus il réunit de rayons du bonheur ;
Que l'étude lui fait braver les injustices,
Peut seule, en l'occupant, le dérober aux vices,
Et, dans un cœur enfin qu'ils n'ont point corrompu,
Achever un bonheur qu'ébauche la vertu (2).

Je terminerai cette lettre, madame, en vous

____

(1) Poëme de l'*Imagination*.
(2) Helvétius, poëme du *Bonheur*.

priant d'observer que, quels que soient néanmoins le genre de distractions, ou, si je puis m'exprimer ainsi, les dérivatifs moraux auxquels on aura invité les malades à recourir, il importe d'insister sur une alimentation analogue à celle que j'ai décrite comme propre à modifier les tempéramens qui prédisposent aux habitudes vicieuses, et d'y faire concourir en même temps tout l'exercice qu'elles pourront faire, soit au-dedans, soit au-dehors des habitations.

LETTRE VII.

Des autres précautions que doit prendre une mère de famille.

L'ADMINISTRATION de la famille n'est pas une œuvre légère; elle impose des soins de plus d'une espèce.

Une attention du plus grand intérêt encore est celle que l'on doit apporter dans le choix des sociétés que l'on donne aux jeunes personnes.

La mère qui désirera conserver son enfant pur, ou le rendre à sa pureté première, s'il s'en était éloigné, n'emploiera pas moins de soins à le préserver des discours et de la compagnie, de l'approche même des personnes immorales, et surtout déjà infectées de l'habitude de l'acte de la solitude, qu'elle n'en mettrait à le défendre du souffle de malades atteints des affections les plus contagieuses et les plus invinciblement mortelles (1).

Mais, si la société des personnes corrompues peut être si funeste à celles que l'on cherche à guérir ou à préserver de l'égarement solitaire,

(1) La lettre suivante prouve l'importance de ce conseil en général.

« Je t'écris, mon ami, au milieu des douleurs les plus vives. Je vais de pis en pis. Il ne me reste plus de forces que pour te donner une commission dont la délicatesse ne me permet d'en charger qu'un ami tel que toi. *** est l'ami perfide à qui je dois ma triste situation. Va le trouver, ne le lui dissimule pas, mais dis-lui en même temps que je lui pardonne de tout mon cœur, pourvu que j'apprenne qu'il a pris enfin la ferme résolution de sonder l'abîme profond dans lequel il se précipite depuis long-temps. O mon ami! je t'en conjure, intéresse-toi sincèrement à son sort; dis-lui surtout qu'il retourne à la vertu, et que sans elle il n'est point ici-bas de véritable bonheur. Qu'il brûle de suite ces livres irréligieux qui sont devenus la cause des écarts auxquels je me suis livré. Promets-moi donc, mon ami, que tu voudras faire tout ce qui dépendra de toi pour le retirer du précipice, et je mourrai moins malheureux. » (Rapportée par le doct. Doussin-Dubreuil, lettres citées.)

combien la société de personnes estimables, au contraire, ne leur sera-t-elle pas avantageuse! On doit leur procurer surtout celle de semblables personnes qui aiment et qui cultivent quelques beaux-arts. Les malades trouveront auprès d'elles le moyen d'éviter d'abord la solitude proprement dite, dont l'air, dans quelque lieu qu'elles y soient abandonnées, n'est pas moins dangereux pour les tristes victimes d'habitudes vicieuses, que celui des rochers de Meillerie le paraissait à Saint-Preux. Elles s'y déroberont ensuite à l'oisiveté, à laquelle elles n'ont aussi que trop de penchant, en prenant du goût pour les genres de travaux ou les arts qu'elles verront pratiquer, si elles n'ont pas déjà elles-mêmes d'état ou une occupation journalière quelconque.

Je ne veux point attirer la malveillance sur cette classe d'êtres déjà si à plaindre, réduits pour un peu d'argent à supporter tous nos caprices, et à n'exister que pour nous. Cependant je ne puis m'empêcher de rappeler aux mères de famille qu'elles ne doivent rien négliger pour s'assurer des mœurs de leurs domestiques et pour les surveiller.

Celles des bonnes, auxquelles on accorde ordinairement un accès plus fréquent auprès des jeunes personnes, exigent surtout une attention très-sévère. Il en est, sans doute, de sages et d'honnêtes; mais j'en ai vu qui n'étaient que de véritables corruptrices de leurs jeunes maîtresses.

Comme une inertie morale extrême est un des traits les plus frappans du caractère des victimes de l'égarement solitaire, il serait à souhaiter que les personnes dont on désirerait leur procurer ou leur permettre la société, fussent douées d'un caractère noble, en même temps qu'elles le seraient de quelque beau talent.

J'ai vu des personnes que le sentiment de leurs mauvaises mœurs, et que les effets physiques qui en étaient résultés, avaient pour ainsi dire enveloppées de tant de confusion, et rendues si pusillanimes, que, bien que les facultés intellectuelles ne fussent encore nullement altérées chez elles, elles ne pouvaient néanmoins apporter dans le monde ni fermeté ni dignité. Quelques-unes ont avoué que cette faiblesse morale était un supplice pour elles. Ce défaut de caractère naissait du défaut intérieur d'estime pour elles-mêmes autant que de l'affaiblissement du corps.

L'une des principales indications à remplir dans de semblables cas, est de relever le moral, afin qu'il puisse à son tour relever le physique, et le faire triompher de lui-même.

Deux moyens me paraissent propres à conduire à ce but. Le premier est de fournir aux mélancoliques des occasions fréquentes de converser avec des personnes d'un esprit et d'un caractère distingués, et en même temps communicatifs. Le second est celui de les engager à s'honorer à leurs propres yeux par de belles actions, et à n'en faire à l'avenir que de pareilles, dès qu'une fois elles se seront rendu leur propre estime.

Je conseillerais à la mère d'une telle personne de lui fournir les moyens de porter des secours à de pauvres malades, de payer la dette de quelque malheureux et honnête ouvrier, de procurer à ses frais un état à un orphelin, de placer l'orpheline, et ainsi de suite, selon les ressources qu'elle aura elle-même : car c'est avec raison que le médecin moraliste Zimmermann a dit : « Toute bonne action porte le calme dans l'âme, et une joie sûre et tranquille accompagne jusque dans l'intérieur de sa maison la personne qui vient de faire quelque chose pour le bien de l'humanité. » Mais il est une autre vérité, et d'autres sentimens non moins incontestables, c'est que cette personne s'élève et s'ennoblit encore à ses propres yeux; et celui qui a dit le premier que la vertu portait sa récompense avec elle, que cette récompense était indépendante du ca-

price du sort ou des hommes, a réellement pro-
clamé l'une des plus grandes et des plus importantes vérités de la morale.

Mais peut-il être une société plus sainte et
plus utile pour sa fille que celle d'une mère?
Est-il un sanctuaire plus pur et plus sûr que son
cœur? Non, nulles mains ne doivent mieux savoir que les siennes éloigner les livres dangereux; nulle personne ne peut mieux qu'elle donner tout à la fois les préceptes et l'habitude des
vertus. Quelle bouche indiscrète et sacrilége ose-
rait faire rougir le front de sa fille en sa présence?
Les lieux les plus agrestes et les plus solitaires,
le bruit du ruisseau qui se précipite du haut
d'un rocher couvert de mousse et d'arbustes,
dans un bassin rocailleux au milieu d'une fo-
rêt; les sentiers pratiqués sur des gazons frais,
et presque dérobés au jour par les rameaux couverts de feuilles et de fleurs de vingt arbres divers,
tous ces beaux déserts, tous ces lieux enchanteurs qui pourraient troubler la raison, agiter les
sens de la jeune mélancolique, si elle les parcou-
rait seule, ne font plus éprouver à la jeune fille
qui s'y promène avec sa mère que des impressions de calme et qu'un doux contentement; ils
nettoient son imagination, ne lui inspirent plus
que l'amour d'une vie paisible et régulière. Ces
fleurs, ces beaux arbres, cette touchante verdure que l'on foule sous ses pieds, que l'on aper-

çoit au-dessus de sa tête, devant soi, autour de soi, les eaux, le ciel, toute la nature change alors son langage secret, et semble, par respect pour le titre sacré de mère, cesser d'user sur le cœur de son enfant d'une influence qui pourrait lui être dangereuse.

Que la mère accompagne donc souvent sa fille dans de semblables lieux. L'habitude de les voir, et celle des sentimens honnêtes qu'elle y trouvera avec elle lui feront perdre insensiblement le goût des plaisirs brillans et pernicieux du monde (1). Ils banniront de son esprit et de son cœur, ces lieux bienfaisans, jusqu'au souvenir des mœurs que la raison condamnait, et ne lui en feront chérir que d'innocentes, qui assureront pour toujours son bonheur.

Il est prouvé depuis long-temps que la raison et la sagesse, qu'une utile confiance dans la Divinité, que toutes les vertus, en un mot, nous trouvent bien plus disposés à leur ouvrir notre

(1) Il n'est pas de plus grande cause d'inquiétude et de corruption de mœurs que cette vaine manie que l'on a dans le monde de vouloir jouir de beaucoup de prétendus plaisirs, et de vouloir en inspirer le goût aux autres. La société doit à cette sotte prétention plus de la moitié de ses maux, des fautes et des crimes qui se commettent dans son sein. Aussi placé-je au nombre des personnes qui ont le plus mérité d'elle tous les écrivains qui ont célébré la vie simple des champs.

cœur au milieu des champs paisibles et fertiles, au milieu même d'un désert, que dans le sein tumultueux des villes. Que ceux qui ne l'auraient pas éprouvé le demandent à Rousseau, à Zimmermann, à Gessner, à Bernardin de Saint-Pierre, ainsi qu'à cent autres grands peintres de la nature, quoique l'amour de leurs semblables ne les eût abandonnés nulle part. Zimmermann, par exemple, leur répondra : « La nature et un cœur tranquille sont pour la Divinité un temple plus beau et plus majestueux que la basilique de Saint-Pierre à Rome, ou celle de Saint-Paul à Londres. Les déserts les plus sauvages sont remplis par l'immensité de Dieu, et sa présence sanctifie la colline solitaire sur laquelle un cœur paisible vient lui offrir son sacrifice. Partout il lit dans nos cœurs, partout il entend la prière de celui qui l'invoque sincèrement. Que nous montions ou que nous descendions, nous ne trouvons pas un grain de poussière que sa puissance ne remplisse. Mais aussi il n'est point d'endroits qui inspirent des idées plus religieuses que ces sites heureux qui, réunissant les beautés les plus riantes et les plus sublimes de la nature, ravissent le cœur, et nous enivrent de ces sensations voluptueuses qui n'excitent en nous d'autres sentimens que l'admiration, un saint amour et le repos. »

LETTRE VIII.

Nécessité des idées religieuses. Axiomes de morale et d'hygiène.

LA morale religieuse peut être invoquée utilement contre une affection qui n'a pas moins son siége dans le moral que dans le physique ; qui fait marcher d'un pas égal la dépravation de l'esprit et la destruction du corps. « Enveloppez-vous du manteau de la religion, disait à sa fille, cette femme célèbre que l'on ne saurait trop citer, la marquise de Lambert ; il vous sera d'un grand secours contre les faiblesses de la jeunesse, et un asile assuré dans un âge plus avancé. »

Le goût de la religion, en effet, lorsqu'il est réfléchi et éclairé, indépendamment des autres points de vue sous lesquels on doit le considérer, constitue une passion douce et pleine d'attraits qui lui sont propres. Les femmes et les personnes mélancoliques, pour la plupart, sont ordinairement très-disposées à concevoir cette passion.

Invoquée ainsi, c'est-à-dire avec une sage

confiance, la religion paraît avoir répondu aux vœux de beaucoup de solitaires.

Le recueil de lettres que j'ai plusieurs fois cité en offre des exemples nombreux : « Telles sont, monsieur, écrivait une des personnes qui font le sujet de ces lettres, au docteur Doussin-Dubreuil, après lui avoir dépeint ses infirmités, les maux que vous offre à guérir une personne dont la constitution était bonne, et qui ne doit la vie malheureuse qu'elle a toujours traînée qu'à une habitude vicieuse que la religion seule a pu lui faire abandonner, trop tard sans doute pour qu'elle puisse jamais compter sur un rétablissement parfait. »

Beaucoup d'autres lui ont dû le courage de supporter la cruelle existence qu'elles s'étaient attirée, et de n'avoir pas ajouté à toutes leurs imprudences le triste suicide. Ces paroles se lisent dans la seconde de ces lettres : « J'aurais souvent succombé à la tentation de terminer ma triste existence, si la raison et la religion, qui sont ma seule consolation, ne m'avaient retenu. »

On remarque, dans l'une des suivantes, que la voix de la religion a été plus puissante dans le cœur de l'une de ces malheureuses victimes d'un si terrible penchant, pour sa propre conservation, que celle de la nature elle-même.

« La religion, y est-il dit, a pu seule me faire remporter sur mes sens une victoire qui avait échappé à l'amour même de ma conservation. »

Le docteur Bertrand, chirurgien très-estimable, ayant plus d'une fois été frappé et affligé des altérations qu'il avait remarquées sur la figure des personnes épuisées par des habitudes secrètes, avait projeté de faire représenter en cire, de la manière la plus fidèle, les traits d'un grand nombre de ces personnes, afin d'arrêter dans leur erreur celles qui se précipiteraient désormais dans les mêmes dangers. Il l'a exécuté. J'ai ouï dire que l'on ne pouvait rien voir de plus douloureux. Ce projet n'avait pu être conçu que par un ami de l'humanité.

Une personne qui avait vu la collection de ces figures en avait été vivement émue ; cependant elle avoue que ce ne fut pas néanmoins aux impressions que cet aspect avait produites en elle, quelque profondes qu'elles eussent été, qu'elle dut son retour à la raison et à la vie, mais à la religion elle seule. Voici ses paroles : « Le spectacle affreux qu'offrent les travaux précieux de M. Bertrand m'avait fort ébranlé ; mais ma malheureuse passion avait pris tant d'empire sur moi, que, sans la religion, à laquelle on m'engagea d'avoir recours, et que je n'abandonnerai jamais, je n'y eusse point renoncé. »

Tissot rapporte aussi plusieurs exemples de guérisons semblables. Il n'est personne qui ne croie, en effet, qu'un sentiment profond de la

religion ne puisse produire de si heureux résultats ; mais ses conseils ne doivent être présentés
que par des personnes indulgentes, qui, ayant
fait de la nature humaine le sujet de leur étude,
ont quelquefois mis dans la balance de la philosophie la faible raison de l'homme et les passions
qu'elle doit diriger, et qui savent surtout qu'il est
des âmes faibles, disposées aux idées supersti-
tieuses, chez lesquelles il serait extrêmement
dangereux de porter la terreur.

« Une femme d'environ vingt-cinq ans, d'une
constitution forte, tomba dans des affections hys-
tériques très-violentes, et fut sujette à des visions
nocturnes les plus propres à l'alarmer. Elle était
pleinement convaincue qu'un mendiant qu'elle
avait un jour rebuté, et qui l'avait menacée d'un
sortilége, avait exécuté ce dessein funeste. Elle
s'imaginait être possédée du démon, qui, suivant
elle, prenait des formes variées, et faisait entendre, tantôt des chants d'oiseaux, d'autres fois des
sons lugubres, quelquefois des cris perçans qui
la pénétraient de la plus vive frayeur. Elle resta
plusieurs mois dans son lit, inaccessible à tous
les avis qu'on pouvait lui donner et à toutes les
consolations de l'amitié. Le curé du lieu, homme
éclairé et d'un caractère doux et persuasif, prit
de l'ascendant sur son esprit, et parvint à la faire
sortir de son lit, à l'engager à reprendre ses travaux domestiques, même à lui faire bêcher son

jardin, et à se livrer au-dehors à d'autres exercices du corps très-salutaires, ce qui fut suivi
des effets les plus heureux, et d'une guérison
qui s'était soutenue pendant trois années Mais
à cette époque le bon curé est venu à mourir,
et il a été remplacé par un ex-moine, très-su-
perstitieux et d'un esprit très-borné. Ce dernier
ajoute une entière croyance aux visions de la
malade, ne met nullement en doute qu'elle ne
soit possédée du démon, continue de multiplier
ses exorcismes et de la tenir étroitement renfermée. On prévoit sans peine, dit M. le professeur
Pinel, quelles furent les suites de ces préventions
absurdes (1). »

Je conseillerai donc beaucoup à une mère pru-
dente, et qui affectionnera véritablement sa fille,
de l'inviter à se réfugier aussi dans les bras de la
religion, mais avec dignité, et non d'une manière
stupide, pour y guérir son imagination, y prendre
la force et l'habitude des vertus, et non pour
s'y changer en insensée.

La jeune solitaire, dont l'esprit est si sujet à
s'affaiblir, doit encore bien moins que qui que ce
soit entendre prêcher des hommes violens ou
trop mystiques.

On mettra dans le choix de ses livres religieux

____

(1) *Taité de l'Aliénation mentale.*

la même prudence que dans celui de ses livres
de toute autre espèce. Bien ou mal choisis, ils
peuvent lui présenter de très-grands avantages
ou d'extrêmes dangers. On ne doit pas lui conseiller la lecture de ceux que l'on nomme as-
cétiques, qui sont remplis de contemplations et
d'extases.

Les femmes sont trop sensibles et trop facilement excitables, surtout les malades de la solitude, si voisines de l'hystérie, pour que la plupart
n'aient pas à craindre, en lisant de pareils ouvrages, d'en être plus touchées que la religion ne le
prescrit, et dangereusement occupées. Il serait
facile de rapporter un grand nombre de semblables effets causés par de tels livres et des prédications peu mesurées (1).

L'esprit des femmes étant plus vif, plus subtil
et plus délicat que fort et profond, on ne remettra

(1) On lit dans *l'Encyclopédie*, au mot *mélancolie*,
que l'on a vu à l'hôpital de Montélimart plusieurs femmes
attaquées de manie et de mélancolie à la suite de sermons
qui avaient été prononcés dans cette ville. Je ne cite pas
cet exemple dans l'intention de détourner les personnes
pieuses d'assiter aux prédications en usage dans notre religion, mais pour prouver que, quelque bien intentionnés
que soient des ministres qui se chargent de porter la parole
dans les temples, il n'est point indifférent que telle ou telle
personne entende cette parole de la bouche de tel ou tel
interprète sacré.

point à la jeune personne, déjà affaiblie par des excès solitaires, des traités de théologie ni de métaphysique, ni Abbadie, ni Freret, ni Malle-branche, ni Arnault, qui ne pourraient que les fatiguer par les méditations qu'ils suggèrent et qu'ils exigent.

Mais, si elle est décidée à ne chercher l'oubli de sa fatale inclination que dans des idées reli-gieuses, on lui inspirera une très-grande con-fiance dans nos meilleurs moralistes religieux, tels que Bossuet, Massillon, Bourdaloue, Fléchier, La Hue, et quelques autres écrivains pieux, chez lesquels la raison et le génie entraînent à la re-ligion par un langage persuasif et sublime, attendrissant, et jamais inintelligible ni bizarre; dans l'Évangile, dans la Vie de Jésus-Christ, par Saint-Réal, dans les éloges de quelques phi-losophes chrétiens, faits par des personnes d'une éloquence reconnue, comme les beaux panégy-riques de S. Vincent de Paul, et de S. Louis, par l'abbé Maury.

L'histoire du premier de ces deux grands hommes, dont la bienfaisance fut si inépuisable, que le ciel sembla l'avoir envoyé au secours de tous les orphelins de la terre, l'histoire de Vin-cent de Paul, dis-je, lui offrira aussi une lec-ture intéressante.

Si la religion elle-même était impuissante pour rendre et conserver à la sagesse la fille infortunée d'une mère vertueuse, que cette mère lui représente, lorsqu'elle sera bien certaine qu'elle persiste dans son imprudence, l'exemple de la jeune paysanne que j'ai cité dans la première partie de cet ouvrage au sujet des mœurs, ainsi que celui de la mère de famille à laquelle il n'était pas permis, même en expirant, de ne pas outrager la nature.

Qu'elle lui assure, car rien n'est plus vrai, qu'elle peut tomber dans le même état ; qu'on voit plus fréquemment qu'on ne le pense de semblables accidens ; qu'il sera peut-être impossible aussi, malgré toutes les précautions que l'on pourra prendre, de la soustraire à la même publicité que les deux malades que je viens de rappeler.

L'histoire rapporte qu'une affreuse mélancolie s'étant emparée, comme épidémiquement, des filles de Milet, ville d'Ionie, elles ne pouvaient plus supporter la vie, et qu'un grand nombre se pendaient journellement. Comme cette mauvaise action se propageait, pour la faire cesser, les magistrats déclarèrent qu'on exposerait nu dans la place publique le corps de la première fille qui se serait rendue coupable de suicide. La crainte d'une semblable infamie après leur mort l'emporta sur la force de la maladie, et l'on ne trouva plus de Milésiennes qui eussent mis fin à leurs jours

Une telle peine doit paraître effectivement,

aux yeux d'une femme chaste et honnête, la plus
grande à laquelle il soit possible de la condamner,
et je ne suis pas étonné de l'effet qu'un tel arrêt
produisit sur l'esprit des Milésiennes.

Cependant les malheureuses solitaires courent
une chance bien plus effrayante; elles s'exposent
d'elles-mêmes à une ignominie bien plus grande
encore, puisqu'après un certain temps, non-seulement il peut se faire qu'elles perdent la raison,
mais qu'elles se trouvent, pour ainsi dire, comme
enchaînées, et aussi exposées à tous les regards,
subissant la tyrannie de l'habitude dans laquelle elles ont consumé leur vie. La jeune
paysanne, la solitaire du bain, la mère de famille des premières lettres, n'en attestent que
trop la possibilité.

Les ressources de l'hygiène, le traitement de
quelques maladies particulières, des saignées
locales, la voix de la tendresse, les moyens de
détourner de l'esprit une idée dominante et dangereuse, de rendre l'esprit plus sourd à l'appel
des sens, ces moyens demandés aux arts et aux
sciences, les conseils de la religion et ceux de
l'honneur enfin, auraient-ils été vainement appe-
lés au secours d'une malheureuse enfant; l'irritation établie a-t-elle définitivement banni toute
raison, substitué sa tyrannie à toute volonté sage,
interdit tout effort à la vertu, on aura recours à
l'emmaillottement, aux gilets de force, à des

gilets dont les manches et leurs extrémités seront garnies, sur toute leur surface, de crin coupé à la manière des brosses. On fera adapter au siége de l'irritation les bandages inventés contre cette affection. On consultera des chirurgiens justement estimés sur les dernières ressources dans de semblables cas, tels que les différentes espèces d'infibulations, et ainsi de suite.

Le prurit impérieux une fois interrompu, on reviendra de nouveau aux moyens précédemment tentés en vain, et la réussite couronnera enfin des efforts si constans et si généreux.

Je termine en revenant sur un conseil dicté par la raison et par l'humanité, et justifié par les succès qui le suivent toujours dans de telles circonstances; c'est celui, lorsqu'on en a le pouvoir, et quand il n'est pas le produit d'une maladie, mais celui de la constitution ou d'une habitude imprudemment contractée, d'immoler le vice à l'autel le plus cher à la nature elle-même, à l'autel de l'hymen.

Après le don si précieux de l'éducation, le plus grand acte de bienfaisance que des parens puissent exercer envers leurs enfans, le plus grand témoignage d'amour qu'ils puissent leur donner, c'est de leur faciliter une douce et légitime union : je dirai plus, c'est une dette envers la nature, la religion, la patrie, et que la nature, la religion et la patrie réclament en faveur de la jeune fille si intéressante, et condamnée à renfermer ses sentimens dans son cœur.

J'ai vu de bons et d'estimables parens n'avoir de sollicitude, ne respirer que pour le jour où ils pourraient prononcer le bonheur de leurs enfans ; mais on en voit qui vivent à cet égard dans une barbare indifférence : doivent-ils s'étonner si le ciel les afflige dans la suite de quelque malheur ? et doit-on les plaindre, puisqu'ils ont été sans pitié pour leurs enfans eux-mêmes ? Cette indifférence n'est pas dans la nature. La fortune ni le rang, dira-t-on, ne viennent pas toujours seconder les vœux des pères et des mères ; prétextes souvent de l'égoïsme, ou réponses de la vanité, de l'ambition ou de l'avarice, qui étouffent la voix du sang et de l'humanité. Si l'on ne peut parvenir dans un rang, d'autres sont ouverts ; si l'on est soi-même élevé, le talent et la probité sont dignes de toute alliance : là se trouvent la fortune et le rang ; tout le reste n'est que préjugé : la nature et la vertu aussi ont leur nobiliaire ; quiconque y est inscrit ne reconnaît personne au-dessus de soi (1).

(1) Les rois peuvent-ils en effet connaître et distinguer tous les honnêtes gens de leurs nations ? et ne devraient-ils pas être bien peu satisfaits d'eux-mêmes, s'il n'y avait dans les grandes familles qu'ils administrent de personnes véritablement nobles que celles auxquelles ils délivrent

Ni l'oisiveté n'élève, ni le travail ne dégrade. Le bonheur par la vertu, voilà le vœu de l'ordre social.

Le mariage entraîne-t-il avec lui des charges et des peines? il produit aussi beaucoup de biens; et certes, ce n'est pas dans l'œuvre de la civilisation (le contrat civil), qui ennoblit et sanctifie le plus la nature humaine, qui ôte à l'union des êtres qui la composent ce qu'elle pouvait avoir de dangereux, pour ne lui donner en échange que les plus tendres sentimens, et ne lui imposer que les soins les plus utiles à la famille; ce n'est pas, dis-je, dans une telle condition qu'on ne saurait trouver le bonheur : il ne s'en éloigne presque jamais qu'avec les mœurs, ou par une mauvaise administration ; et dans quel état ne connut-on jamais que le bonheur? Il est, à la vérité, des esprits et des cœurs pour lesquels il n'est nulle part; mais est-ce la faute du mariage en lui-même? non : le malheur n'est point irrévocablement attaché par un arrêt du destin à l'union des époux qui voudront passer leur vie dans la sainte et tranquille société de l'hymen ; que l'on revienne de semblables erreurs, qui condamnent souvent au célibat d'estimables

des lettres de noblesse, puisque leur mission auguste a pour but de faire le plus d'heureux et le plus de gens de bien qu'il leur est possible ?

persones, et que l'on y renonce surtout en faveur des malheureuses solitaires.

La mère qui daignera suivre les avis que je viens d'exposer, madame, conservera non-seulement les mœurs de sa fille, mais encore lui épargnera bien des maux : elle lui procura une santé brillante, un esprit sain et une force de caractère propres à lui faire supporter avec courage, et sans une excessive douleur, les chagrins et les adversités qui pourraient lui être réservés.

AXIOMES DE MORALE ET D'HYGIÈNE.

Les bonnes mœurs sont à l'entendement ce que le bon air est pour le corps. (HIPP., de la Règl.)

Une jeunesse intempérante transmet un corps infirme à la vieillesse. (CICÉR., de la Vieill.)

La belle apparence de la figure se conserve par les belles couleurs, et les couleurs par l'exercice. (CICÉR., des Offic., liv. 1, chap. 36.)

On ne doit négliger aucun des soins qui peuvent contribuer à l'élégance et à la force du corps. Le fondement d'une vieillesse heureuse, c'est une bonne constitution dans la jeunesse. La tempérance et la modération à cet âge sont un passe-port pour vieillir heureusement. (PLUTARQ.) OEuvres morales, comment il faut élever les enfans.)

L'accoutumance à porter le travail, c'est-à-dire à une vie forte et point trop délicate, est l'accoutumance à porter la douleur. (MONTAIGNE, Essais, liv. 1, chap. 25, de l'Institut. des enfans.)

La jeunesse est un temps important pour se former une santé robuste. Un corps énervé dans la jeunesse n'en revient plus. Sa vieillesse est prompte et infirme, et sa vie courte. (LINNÉ.)

APERÇU

DU TRAITEMENT MÉDICAL.

Il n'a point dû entrer dans mon plan d'exposer ici aucun mode de traitement purement médical des affections qui sont ordinairement les suites des habitudes secrètes : j'ai annoncé que ce n'était point là mon but en commençant à en tracer le traitement moral, prophylactique et curatif ; j'ajouterai seulement ici quelques préceptes médicinaux et quelques remarques de même nature que j'ai eu l'occasion de faire concernant ces affections.

Le lait convient assez à la plupart des personnes atteintes d'affections qui reconnaissent pour causes des excès solitaires, surtout lorsqu'on le coupe avec quelques eaux minérales particulières, telles que celles de Spa, en Allemagne, et de Charbonnières, près de Lyon, en France.

Différens toniques, tels que le quinquina, la serpentaire de Virginie, l'écorce de Winter, combinés avec divers antispasmodiques ; les bains froids, les immersions, les aspersions dans l'eau et avec l'eau froide, sont aussi extrêmement salutaires à cette espèce de malades.

Des bouillons contenant une quantité suffisante d'osmasome, de sucs d'excellente viande de bœuf, de veau, de poulet, aiguisés d'un peu de vin ou de suc de citron; de semblables bouillons, sans addition de vin, aromatisés avec un peu de noix muscade ou des clous de girofle, peuvent encore former une des parties essentielles de leur traitement. Mais toutes ces substances, comme je l'ai dit, doivent être soigneusement rejetées du traitement prophylactique ou préservatif des atteintes que la santé peut recevoir des habitudes vicieuses secrètes.

Cependant cette espèce de médication (la médication tonique et excitante) ne convient pas toujours contre la faiblesse des malades de la solitude. Il se rencontre souvent des personnes auxquelles elle nuirait infiniment, telles que celles chez lesquelles l'irritabilité a été portée et s'est conservée à un degré excessif par leur fatale habitude, ainsi qu'à celles chez lesquelles il existe une inflammation locale, une fièvre dépendant de la même cause, avec chaleur, sécheresse de la peau, soif, etc.

Le lait de beurre, dans ces circonstances, est le meilleur remède interne, selon Tissot, et je le pense comme lui, que l'on puisse prescrire aux malades. On doit de toute nécessité le substituer alors au lait lui-même ; car il est des cas où ce précieux médicament, qu'il soit retiré de la vache ou de l'ânesse, n'offre plus les avantages qu'il présente dans d'autres occasions, et où son usage serait même préjudiciable.

Le lait de femme, pris au sein même de la nourrice, a quelquefois rétabli, contre toute espèce de probabilité, des personnes qui s'étaient réduites par leurs excès au dernier degré d'épuisement. J'en ai vu, il y a quelques années, un exemple bien remarquable chez une jeune demoiselle ; mais ces succès sont rares.

On a vu des personnes se rétablir en joignant une sagesse extrême à une alimentation composée uniquement de lait ordinaire de vache (1).

Tissot rapporte l'exemple suivant d'une guérison opérée en grande partie par ce moyen.

(1) Cette assertion paraît se trouver en contradiction avec l'aphorisme 64 d'Hipp., sect. 5, où il est dit, en parlant du lait : *Convenit autem exhibere tabescentibus*, etc., *sed præter consumptis*. On sait, en effet, qu'il est des phthisies dans lesquelles il est nuisible ; telles sont les phthisies scrofuleuses avec engouement, dans des lieux froids et humides. Mais il en est auxquelles il est parfaitement approprié, telles que celles dans lesquelles il y a sécheresse de la fibre, chaleur, etc. J'ai vu des malades qui ne pouvaient en supporter l'usage. J'en ai vu d'autres auxquelles il faisait le plus grand bien. L'aphorisme *à juvantibus et lædentibus*, etc., se présente alors de lui-même à la raison.

« La personne qui éprouvait des douleurs de poitrine et des vomissemens accompagnés d'une excessive faiblesse, dit-il, n'a vécu pendant trois mois que de lait, de pain bien cuit, d'un ou de deux œufs, sortant du ventre de la poule, par jour, et d'eau fraîche au moment où on l'apportait de la fontaine. Elle prenait du lait quatre fois par jour : deux fois au sortir du pis de la vache, sans pain, deux fois chauffé avec du pain. Le remède était un opiat composé de quinquina, de conserve d'écorces d'orange et de sirop de menthe. On lui frottait tout le corps avec une flanelle tous les matins. Elle prenait le plus d'exercice qu'elle pouvait, à pied et à cheval, et surtout elle vivait beaucoup en plein air. Ses faiblesses et les maux de poitrine empêchèrent, à cette époque, de lui conseiller les bains froids. Le succès des remèdes fut tel que les forces revinrent, l'estomac se rétablit, et la personne put au bout d'un mois faire une lieue à pied.

Je connais une personne que de mauvaises mœurs solitaires ont mise dans l'impossibilité de se nourrir d'autre chose que de lait, et qui consomme presque elle seule, dans certains temps de l'année, celui de tout un petit pays.

Lorsque Tissot ordonnait le quinquina avec du vin, il ne faisait pas vivre ses malades uniquement de lait; mais il leur faisait prendre le remède le matin, et le lait le soir. Il s'en est présenté à lui pour lesquels il était obligé d'intervertir cet ordre, le vin pris le matin les faisait vomir. J'ai rencontré cette disposition.

A l'imitation de ce grand praticien, lorsque je prescris à quelques malades l'usage du lait coupé avec les eaux minérales les plus appropriées à leur situation et à leur idiosyncrasie, je leur conseille de commencer par boire quelques bouteilles pures de ces eaux avant de les mêler avec le lait.

Le quinquina, entre autres avantages, offre celui de rendre le lait digestible pour les personnes chez lesquelles il ne passe point. J'en ai soigné une épuisée et irritée par le vice dont il s'agit ici, et dont l'estomac rejetait absolument toute espèce d'alimens. Elle ne pouvait manger ni pain, ni d'aucune substance animale, de quelque espèce que ce fût. De légers bouillons de viande, dans lesquels on essayait de délayer un jaune d'œuf pour les rendre un peu nourrissans, le lait même, étaient également vomis. Enfin toute alimentation quelconque, fluide ou solide, les vins, de quelque climat et de quelque qualité qu'ils fussent, lui faisaient éprouver d'affreuses coliques.

Je lui conseillai alors de faire bouillir une once de quinquina jaune en poudre dans une pinte d'eau, pendant une heure, de couler la décoction, d'en ajouter d'abord six cuillerées à bouche, trois fois par jour, dans un bol de lait ordinaire; de surajouter à ce mélange deux cuillerées à café d'eau distillée de menthe, deux semblables cuillerées d'eau de fleurs d'oranger, un jaune d'œuf frais, et enfin une forte cuillerée à bouche de sucre en poudre, et d'user de ce lait ainsi préparé, autant qu'elle s'en trouverait bien. Elle ne le vomit point. Quelque temps après, elle put y tremper quelques tranches de pain. Je la fis inviter à se former les mœurs les plus sévères; elle le promit, et tint parole. J'ajoutai au premier moyen douze pilules par jour, composées d'écorce d'orange, d'extrait amer de chicorée, de cachou, et de quantité suffisante de sirop de coing.

Une addition d'un quart de grain à un demi-grain de musc par pilule produit quelquefois de très-bons effets.

Cette personne prenait tous les deux jours un bain de rivière de dix minutes seulement. Trois semaines s'étaient à peine écoulées, qu'elle put manger des soupes de riz, de semoule, de pain; puis un peu de bonne viande de poule, de mouton ou de bœuf, bien cuite. Enfin, après cinq mois de ce traitement assez simple, elle était capable de toutes les occupations et de tous les exercices auxquels elle avait pu se livrer antérieurement (1). Je la perdis de vue. J'ai appris depuis qu'après avoir joui pendant environ neuf mois d'une assez bonne santé, elle était retombée dans l'état où je l'avais trouvée; qu'un médecin recommandable l'avait remise sur pied dans l'espace de trois mois; enfin, qu'après avoir présenté de nouveau presque tous les signes de la santé pendant environ quatre mois, elle était morte au bout de ce temps, après une courte maladie.

Tissot, dont j'ai déjà rapporté précédemment un exemple de traitement par le lait, suivi de guérison, a encore rétabli, en partie par ce moyen, et en partie par des toniques, une personne extrêmement épuisée, que son estomac très-affaibli, mais cependant encore capable de digérer, et la privation du sommeil, avaient réduite à une grande maigreur. A six heures du matin, elle prenait six onces de décoction de quinquina, à laquelle on ajoutait une ciullerée de vin de Canarie. Une heure après, elle prenait dix onces de lait de chèvre qu'on venait

(1) Quelques poudres absorbantes, telles que la magnésie sèche, quelques pilules préparées avec l'extrait de quinquina, quelques cuillerées d'eau de menthe, la seule addition quelquefois d'un peu de sucre, peuvent aussi contribuer à prévenir une dégénération nuisible du lait, et son *indigestibilité*.

de traire, et auquel on mêlait un peu de sucre et une once d'eau de fleur d'oranger. Elle dînait d'un poulet rôti froid, de pain, et d'un verre d'excellent vin de Bourgogne avec autant d'eau.

Ce régime confirme l'observation que les médecins ont faite, et qui se conçoit aisément, que les malades de cette espèce mangent baucoup, lorsque les facultés digestives de l'estomac n'ont pas encore été détruites par leur dangereuse habitude.

A six heures du soir, la même personne prenait une seconde dose de quinquina; à six heures et demie, elle entrait dans un bain froid, dans lequel elle restait dix minutes, et au sortir duquel elle se mettait dans son lit; à huit heures, elle reprenait la même quantité de lait. Elle se levait depuis neuf heures jusqu'à dix.

Le bain froid, trouvant, pour la plupart du temps, l'économie de ces malades dans un état considérable de relâchement, et y produisant tout à coup un effet tonique général, donne souvent lieu chez eux à une espèce d'hémoptysie par expression (1). Mais on ne doit pas s'en inquiéter, à moins que cette expuition d'un peu de sang continue, ne devienne chronique, ou qu'elle ne soit accompagnée de douleurs de poitrine

(1) Ce qui constitue une hémoptysie par une espèce de diapédèse.

ou de difficulté de respirer aussi prolongées.

J'ai eu lieu de me confirmer dans cette opinion. J'avais prescrit des bains de rivière à une personne affaiblie par le vice de la solitude. Elle me rapportait chaque fois, après les premiers bains, avec une joie mêlée cependant d'inquiétude, que, lorsqu'elle s'était rendue auprès de la rivière (sa demeure en était peu éloignée, et elle s'y rendait à pied), elle ne pouvait presque pas se soutenir, et qu'en revenant elle avait marché avec un sentiment de bien-être et une assurance qui l'avaient étonnée; mais qu'elle remarquait chaque fois aussi, en arrivant, qu'elle crachait du sang. Cependant, comme elle n'éprouvait aucune douleur dans la poitrine, et qu'elle n'avait pas de peine à respirer, je la rassurais, et je l'engageais à vouloir bien ne point renoncer à ses bains; je lui recommandais seulement de n'y rester que très-peu de temps, de n'y passer même que quelques minutes, mais aussi d'en prendre plutôt deux qu'un par jour. Elle suivit mon conseil, les forces revinrent, et les crachemens de sang disparurent.

Des obstructions, des inflammations, des abcès ou des ulcères internes contr'indiquent, en général, l'usage des bains froids, du quinquina, des martiaux et des divers topiques excitans.

On ne doit pas faire vomir les tristes et infirmes

solitaires. La pratique de la médecine m'a encore fourni l'occasion de reconnaître l'utilité de ce précepte. Je dirigeais par lettres une personne aussi très-épuisée par de mauvaises mœurs secrètes, et dont la poitrine surtout était très-affaiblie et très-irritée ; elle m'écrivit un jour qu'elle avait la bouche mauvaise, souvent mal aux cœur, et qu'elle était tentée de s'administrer un vomitif. Comme tous les détails qu'elle me donnait de son état ne me paraissaient pas renfermer des indications assez urgentes, ni assez exclusives du précepte ci-dessus, que l'on ne doit pas perdre de vue, pour que je dusse approuver son dessein (1), je me hâtai de lui répondre qu'elle se gardât de se faire vomir.

(1) ..... Évitant de purger par haut les phthisiques, dit Hipp., aph. 8, liv. 4, parmi les aphorismes que l'on regarde comme le plus sûrement de lui.

On lit bien au livre 2 des maladies, collection des œuvres entières d'Hipp., après la description de la phthisie dorsale même, qui attaque si souvent les solitaires, le conseil de faire d'abord vomir les malades qui en sont atteints ; mais, premièrement, ce livre n'est point un de ceux qui sont particulièrement regardés comme venant du père de la médecine ; secondement, ce conseil doit être attribué à l'opinion que quelques-uns des auteurs qui ont concouru à la formation de la collection connue sous le nom d'*œuvres d'Hippocrate*, avaient que, dans un très-grand nombre de maladies, principalement de maladies de poitrine, le cerveau attirait à lui beaucoup

Elle m'écrivit de nouveau peu de jours après, qu'elle n'avait jamais été plus surprise qu'en voyant que je lui défendais beaucoup de se faire vomir, malgré le besoin qu'elle croyait en avoir, mais que, ma lettre lui étant parvenue trop tard, ou plutôt que, n'ayant pas attendu ma réponse, elle s'était déjà déterminée, lorsqu'elle l'avait reçue, à prendre un vomitif ordinaire; que ce vomitif ne lui avait fait rejeter, à son grand étonnement encore, absolument que du sang; mais que heureusement il lui était venu dans l'esprit de boire alors beaucoup de sirop de guimauve; que, l'ayant fait, les efforts pour vomir ainsi que les crachemens de sang eux-mêmes avaient enfin cessé.

Il ne faut pas non plus purger de tels malades sans de fortes raisons; et le choix des pur-

d'humidité et de pituite, et les versait ensuite, selon les uns, seulement sur la poitrine; selon d'autres, tantôt sur la poitrine, et tantôt sur l'estomac. Aussi les auteurs de ce conseil, c'est-à-dire de celui de faire d'abord vomir les malades atteints de consomption dorsale, donnent, immédiatement après, celui de purger le cerveau par des errhins. Mais encore ne conseillent-ils d'administrer le vomitif que lorsque l'on sera appelé dans le commencement de la maladie. Je ne m'occupe point ici de la théorie que renferment ces divers passages; je ne les cite que pour montrer combien est ancienne l'observation qu'il est dangereux de faire vomir les phthisiques ou les personnes atteintes de consomption.

gatifs, dans ces circonstances, demande une attention particulière.

Il est des cas où la saignée peut être utile. Mais ce n'est guère que dans le principe, lors de l'irritation imprimée à tout le système en général ou à un système en particulier, avec un appareil inflammatoire et nerveux non encore compliqué d'une véritable adynamie, c'est-à-dire lorsque les forces ne sont point encore épuisées, Ces cas sont rares et individuels. Ils demandent, plus encore qu'aucune des situations dans lesquelles les malades ou les valétudinaires de la solitude peuvent se trouver, l'examen et le jugement d'un médecin habile.

Les affections locales nées de la même cause que l'affection générale peuvent bien réclamer l'emploi de quelques moyens secondaires ; mais elles ne peuvent être dissipées d'une manière sûre que par le traitement général, y compris surtout le changement le plus prompt et le plus exact des mœurs.

Ces auxiliaires sont, par exemple, différens épithèmes sur la région de l'estomac pour en ranimer les forces ou y résoudre quelques spasmes.

Quelques saignées locales contre des inflammations également bornées, ou des évacuations menstruelles difficiles ou retenues.

La saignée générale, même forte, à l'époque dite *critique* (1).

L'électricité (2), des poudres nasales céphali-

(1) Une fluxion de sang vers l'utérus peut si bien irriter les organes sexuels, que j'ai vu venir chez moi, pendant quelque temps, une femme de campagne de la plus forte constitution que j'aie jamais observée ; on eût dit un athlète habillé en femme. Elle avait environ quarante-huit ans ; il lui survenait régulièrement tous les trois mois des accès de fureur utérine si violens, qu'elle brisait alors tout ce qu'elle pouvait saisir, et que plusieurs hommes très-forts avaient de la peine à se rendre maîtres d'elle ; on me l'amenait régulièrement aussi à ces époques. Une abondante saignée lui était faite, et le calme se rétablissait pour trois mois. Cette femme prévoyait l'arrivée de ses accès par des tremblemens et des espèces d'agitations intérieures dans tout son corps et ses membres. Elle avait pris à la fin le parti de ne pas attendre alors l'accès ; elle se faisait accompagner chez moi dès qu'elle commençait à sentir le trouble dont je viens de parler. Une forte saignée au bras, qu'elle priait instamment elle-même qu'on lui fît ainsi, lui était de nouveau pratiquée, et l'accès hystérique n'avait pas lieu. Cette femme ne voulait entendre parler d'aucun autre remède que de celui-là, c'est-à-dire ni de bains, ni de régime, etc.

(2) Pour la manière d'employer ce genre de médication contre l'affection locale dont il s'agit ici, et dans d'autres cas, le *mémoire de Mauduit sur les différentes manières d'administrer l'électricité*, etc., inséré dans les Mémoires de la société royale de médecine, et imprimé séparément à Paris en 1794.

Celui de M. Thyllaye.

ques contre une goutte sereine symptomatique de l'affection générale.

Ces auxiliaires sont encore quelques moyens d'obtenir assez promptement la cessation d'écoulemens aussi symptomatiques, et qui seront toniques, relâchans ou dépuratifs, selon la nature de la cause de ces flux, indépendamment de l'habitude vicieuse des malades.

Les moyens rationnels et particuliers en usage contre certains degrés de phthisies.

Les palliatifs et les calmans des affections et des douleurs cancéreuses, et ainsi de suite.

Quant au régime de vie, il doit être ordonné dans l'esprit du traitement thérapeutique ou médicamenteux, qui, au reste, doit toujours consister en fort peu de médicamens; il sera tonique, si l'adynamie, le relâchement ou le défaut d'excitabilité et de contractilité quelconque, organique et animale, dominent; doux, calmant et humectant, au contraire, si la chaleur, la rigidité, l'irritabilité se font principalement remarquer.

En règle générale, cependant, les alimens et les boissons des personnes consumées par des habitudes vicieuses secrètes doivent être fortifians, réparateurs et tempérans, ainsi que de facile digestion; ils ne doivent jamais être âcres ni flatueux.

Les occupations de ces personnes doivent être proportionnées à leurs forces, et mêlées de distractions propres à satisfaire leur esprit, à le relever, et à en effacer, s'il était possible, jusqu'au souvenir même de leur vice.

On peut tracer quelques préceptes généraux de traitement pour tout genre d'affection quelconque, offrir même des exemples de leur application; mais ce qui peut rendre ces soins utiles, le tact, ce don de voir, de reconnaître et de discerner, que l'on nomme vulgairement le coup-d'œil médical; la variété des indications et des contres indications, enfin l'occasion ou le moment précis d'agir ne peuvent être communiqués à des personnes étrangères à la médecine.

Les auteurs de traités de médecine domestique ne se sont point assez représenté ces difficultés et les inconvéniens qui pouvaient en résulter.

On ne a les pas blâmés sans quelque raison : ne devant les imiter que dans le bien qu'ils ont pu faire, je ne placerai donc point ici une histoire plus complète du traitement médical du genre d'affection que je viens de signaler de nouveau. Ce traitement ne saurait être convenablement dirigé que par des médecins, et je n'ai publié cet opuscule que pour quelques personnes de la société qui sont le moins initiées dans l'art mystérieux et si difficile de remédier aux maladies.

Boisson simple contre l'hémoptysie ou crachement de sang.

Sirop d'orgeat étendu d'eau froide et d'eau tiède, si la première provoque la toux ou des spasmes.

Autre.

Sirop de guimauve, employé comme ci-dessus.

Autre.

Sirop de limon, *idem.*

Gelée adoucissante contre les douleurs de poitrine et les crachemens de sang, et contre les irritations et les excrétions sanguines des organes de la digestion.

Prenez un pied de veau; faites-le cuire dans une pinte de lait, à petit feu, pendant quatre ou cinq heures; coulez, et ajoutez dans la colature une livre de sucre.

On prend une cuillerée à bouche de cette gelée, de temps en temps, dans le courant de la journée. On en secondera l'effet en buvant par-

dessus chaque dose une verrée de petit lait cla-
rifié, si l'estomac peut le digérer. On se trouverait très-bien aussi de l'application de huit à
dix sangsues sur la région des organes affectés,
avant de se mettre à l'usage de cette gelée.

*Application simple propre à calmer quelques
irritations de l'estomac dépendantes de l'acte
de la solitude, ainsi que quelques vomissemens de même nature.*

Prenez une peau de lièvre, de lapin ou de
chat sauvage préparée, dont on aura conservé
le poil, portez-la à nu sur l'épigastre (le creux
de l'estomac), ou par-dessus le linge du corps.

Autre.

Prenez camphre . . . . vingt-quatre grains
Dissolvez dans un jaune d'œuf; ajoutez :
musc . . . . six grains.
Étendez le tout sur un plumasseau de charpie
de la largeur de la main, et le fixez à nu avec un
large morceau de sparadrap ou de diachylum
gommé, sur la même région que ci-dessus. On
fait en même temps usage d'une tisane d'orge
préalablement échaudé, ou de racine de guimauve, édulcorée avec un peu de sirop de vio-
lettes ou de bourrache.

Epithème stomacal tonique.

Prenez un emplâtre de thériaque, et le fixez sur la région de l'estomac.

Autre.

Prenez des feuilles et des sommités de menthe, de sauge, de mélisse, de romarin, d'hysope, de chaque une poignée, de lavande une prise ;

Atténuez le tout dans un mortier de marbre, remplissez-en un sachet de toile fine, et le portez sur le creux de l'estomac. On supprime le sachet, si ses émanations paraissent causer de la chaleur mêlée d'inquiétudes, et surtout si elles paraissent irriter les organes sexuels.

Frictions.

J'ai vu une personne qui s'était attiré par ses mauvaises mœurs des coliques journalières. Des frictions sèches faites avec des morceaux de drap de laine les plus grossiers, et avec beaucoup de force, sur les régions correspondantes à tous les organes de la digestion, étaient, de tous les remèdes, celui qui la soulageait le plus.

Pomade contre les dartres.

Prenez cinabre . . . . un gros.
camphre . . . . un scrupule.

Incorporez avec une once de cérat ordinaire.

On étend une couche mince de cette pommade sur un morceau de linge fin, et l'on en recouvre la dartre. On réitère ce pansement deux fois par jour au moins.

Autre, contre quelques éruptions chroniques de la peau du genre des syphilides. (Alibert.)

Prenez turbith minéral (sulfate jaune de mercure). . . . . un gros.
axonge . . . . une once.

Mêlez et incorporez.

On étend un peu de ce mélange sur les dartres ou autres éruptions cutanées que l'on veut combattre. La dose de ce topique doit être réglée d'après l'effet plus ou moins actif que l'on veut produire, et l'intensité de l'affection contre laquelle on l'emploie.

Pilules de Quarin contre les écoulemens atoniques, ou qui ont pour cause seconde la faiblesse et le relâchement, indépendamment de l'attention que l'on doit donner à la cause première de ces écoulemens.

Prenez racine de valériane . . . une once.
limaille de fer non rouillée. trois gros.

    myrrhe. . . . . un gros 1/2.
    encens. . . . . *idem.*
    extrait de tormentille. *idem.*

Faites des pilules de trois grains.

On en prend depuis sept jusqu'à dix, trois fois par jour.

L'électuaire suivant, conseillé par Tissot, réussit de même très-bien contre la leucorrhée atonique, ou perte blanche de même nature que les écoulemens précédens.

Prenez conserve de roses rouges. trois onces.
        Conserve de romarin. . une once.
        Quinquina en poudre. .   *idem.*
        mastic. . . . . deux gros.
        cachou. . . . . un gros.

Amalgamez avec quantité suffisante de sirop d'écorce d'oranges pour former un électuaire; aromatisez avec trois gouttes d'essence de cannelle pour en avaler un quart d'once deux fois par jour.

Le raisonnement et l'observation ont conduit le docteur Sainte-Marie, de Lyon, à réduire cette dose à celle d'un gros le matin, à midi et le soir.

« Les malades. dit ce médecin, sont moins échauffés par le remède, et peuvent en continuer l'usage plus long-temps. » (Notes de la traduction de la dissertation de Wichmann sur la *Poll. diur.*)

Lotions toniques contre de semblables écoulemens.

Prenez eau-de-vie ordinaire, deux cuillerées; étendez dans deux fois autant d'eau froide ou simplement dégourdie. On se sert de ce mélange pour humecter le lieu ou les régions voisines de l'écoulement.

Médication calmante et rafraîchissante, convenable dans le cas où au lieu d'être relâchés, les organes sont au contraire phlogosés ou enflammés.

Saignée locale au moyen de sangsues, fomentations, lavemens, bains de siége préparés avec des décoctions tièdes de feuilles de mauve, de guimauve, de seneçon, de laitue, avec addition suffisante de nitrate de potasse.

Les dartres, comme je l'ai dit précédemment, donnent quelquefois lieu à des écoulemens dans les mêmes organes. La maladie doit alors être traitée méthodiquement, et l'on doit s'abstenir de tous moyens qui pourraient donner lieu à un changement de place de l'irritation, plus dangereux que l'écoulement lui-même.

Mélange contre le ramollissement des os.

Prenez écailles d'huître en poudre. . 4 gros.
       racine de garance en poudre. 2 gros.
Mêlez et partagez en doses du poids d'un scrupule.

Les malades doivent prendre tous les jours deux ou trois de ces doses dans un peu d'eau sucrée. Ce sont celles des jeunes enfans. On les proportionne à l'âge (1).

(1) Le docteur Sainte-Marie rapporte *(Nouveau formulaire* 1820) qu'il a guéri dans la campagne de Lyon, par ce mélange et des bouillons de corbeau, un jeune enfant qui éprouvait dans toutes les parties de son corps des traces de la dégénération rachitique ; qu'au bout de trois mois, la guérison n'était pas complète, mais très-avancée.

De très-grands physiologistes refusent aujourd'hui de reconnaître au *rubia tinctorum* la propriété la plus importante de celles qu'on lui avait attribuées.

Comme le praticien que je viens de citer, (le docteur Sainte-Marie,) fait très-bien observer que de semblables traitemens doivent être exécutés surtout à la campagne, dans un air vif et pur, et qu'on doit en même temps nourrir les jeunes malades avec des viandes très-animalisées, telles que celles de bœuf et de mouton, et les bouillons qu'on en obtient : beaucoup de médecins et de physiologistes pourraient être autorisés à penser que c'est en effet à ce régime qu'il faut attribuer de telles guérisons, et non à l'usage du mélange cité. Mais peut-on douter que ce régime ait été employé un nombre infini de fois contre

La préparation suivante a paru à d'habiles et de nombreux praticiens un très-bon analeptique, ou moyen de réparer la substance du corps et les forces dans les épuisemens portés à un très-haut point, et produits par le vice qui a fait l'objet des lettres précédentes.

> Prenez crème de lait. . . . . . . six onces
> jaunes d'œufs frais. . . deux onces.
> sucre. . . . . une once.
> eau de cannelle orgée. . six gros.

le rachitisme, qui est principalement caractérisé par une espèce d'épuisement, et que, s'il eût suffi, on n'eût jamais cherché d'autres moyens d'y remédier? Comment se persuader que Levret, qui le premier a conçu l'idée de tirer parti de l'expérience du médecin anglais sur la garance pour combattre le rachitis, s'en fût occupé, si un air pur et de bons alimens, tous les jours employés, avaient pu arrêter la maladie, et rendre l'économie à ses lois ordinaires? Est-il croyable que ce genre de vie aurait suffi dans ce cas, et que ni Levret, ni les praticiens distingués qui l'avaient précédé, ni ceux qui vivaient en même temps que lui, ne l'auraient remarqué, et que nulle observation enfin de telles cures ne serait venue les éclairer? Sans doute le régime dont il vient d'être parlé est ici un objet de la première importance; sans doute, sans lui l'emploi de la garance et de toute poudre serait inutile; mais, encore une fois, toutes les parties du régime convenable ici avaient-elles été négligées jusqu'à ce jour? et doit-on définitivement admettre que les élémens du *rubia tinctorum* dans le système osseux n'agissent nullement sur ses propriétés d'une manière spéciale?

Broyez ensemble ces substances jusqu'à ce qu'elles forment une mixture épaisse et bien liée.

On consomme le tout par cuillerées à bouche, dans les vingt-quatre heures. Si l'estomac languissant a besoin d'être en même temps doucement stimulé, on prend chaque cuillerée de ce mélange dans une tasse à café d'une infusion légère de mélisse ou de menthe, de fleurs de tilleul ou de feuilles d'oranger ou de sauge.

FIN.

TABLE DES LETTRES.

FIN DE LA TABLE.